中医名家名师讲稿丛书
第一辑

任应秋内经研习拓导讲稿

任应秋 著

任廷革 整理

人民卫生出版社

图书在版编目（CIP）数据

任应秋内经研习拓导讲稿/任应秋著. —北京：人民卫生出版社，2008.1

（中医名家名师讲稿丛书·第一辑）

ISBN 978-7-117-09346-0

Ⅰ. 任… Ⅱ. 任… Ⅲ. 内经－研究 Ⅳ. R221

中国版本图书馆 CIP 数据核字（2007）第 161481 号

| 人卫智网 | www. ipmph. com | 医学教育、学术、考试、健康，购书智慧智能综合服务平台 |
| 人卫官网 | www. pmph. com | 人卫官方资讯发布平台 |

中医名家名师讲稿丛书·第一辑

任应秋内经研习拓导讲稿

著　　者：任应秋
出版发行：人民卫生出版社（中继线 010-59780011）
地　　址：北京市朝阳区潘家园南里 19 号
邮　　编：100021
E - mail：pmph @ pmph. com
购书热线：010-59787592　010-59787584　010-65264830
印　　刷：保定市中画美凯印刷有限公司
经　　销：新华书店
开　　本：705×1000　1/16　印张：6.25　插页：2
字　　数：112 千字
版　　次：2008 年 1 月第 1 版　2025 年 7 月第 1 版第 11 次印刷
标准书号：ISBN 978-7-117-09346-0
定　　价：18.00 元
打击盗版举报电话：**010-59787491**　**E-mail：WQ @ pmph. com**
质量问题联系电话：**010-59787234**　**E-mail：zhiliang @ pmph. com**

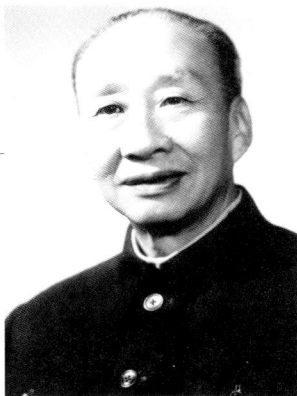

作者简介

任应秋(1914－1984)，男，汉族，四川江津人。曾任中华医学会医史分会常务理事、卫生部医学科学委员会委员、国务院学位委员会中医专业组召集人、国家科学技术委员会中医专业组成员、中华全国中医学会副会长、全国政协委员、农工民主党中央委员会委员等职。是著名的中医学家、中医教育家，曾获北京市劳动模范的荣誉称号。

任应秋从事中医研究、教育、临床50余年，在中医古籍整理、创立中医流派学、研究中医理论体系等方面，成果卓著，享誉全国。他一生专著36种，发表论文200余篇。他的临床以信息丰富、思路开阔为特点，即使是对疑难病种，也能取得很好的疗效。他从教30多年，在本科教育中创立了《中医各家学说》必修课程。他重视中医药文献整理和研究，他研究《伤寒论》的诸多著作和他编写的《中医各家学说》，以及他主编的《内经章句索引》等，都是他运用系统思维在中医文献研究方面的代表作。他对中医学理论研究的贡献，主要反映在他对《内经》学术研究的两个方面：一是对《内经》理论体系的疏理与挖据；二是对《内经》研究方法的探讨与实践。

任应秋将一生收藏的4000多种中医书籍全部赠送给了北京中医药大学图书馆，他为中医事业的献身精神在行业人的心中留下了永久的丰碑。

出版者的话

自20世纪50年代始，我国高等中医药院校相继成立，与之相适应的高等中医教育事业蓬勃发展，中医发展史也掀开了崭新的一页，一批造诣精湛、颇孚众望的中医药学专家满怀振兴中医事业的豪情登上讲坛，承担起传道、授业、解惑的历史重任。他们钻研学术，治学严谨；提携后学，不遗余力，围绕中医药各学科的建设和发展，充分展示自己的专业所长，又能结合学生的认识水平和理解能力，深入研究中医教学规律和教学手段，在数十年的教学生涯中，逐渐形成了自己独特的风格，同时，在不断的教学相长的过程中，他们学养日深，影响日广，声誉日隆，成为中医各学科的学术带头人，中医教育能有今日之盛，他们居功甚伟，而能够得到各位著名专家的教诲，也成为莘莘学子的渴望，他们当年讲课的课堂笔记，也被后学者视为圭臬，受用无穷。

随着中医事业日新月异的发展，中医教育又上升到新台阶。当今的中医院校中，又涌现出一大批优秀教师。他们继承了老一辈中医学家的丰富经验，又具有现代的中医知识，成为当今中医教学的领军人物。他们的讲稿有着时代的气息和鲜明的特点，沉淀了他们多年的学术思想和研究成果。

由于地域等原因的限制，能够亲耳聆听名家、名师授课的学生毕竟是少数。为了惠及更多的中医人，我们策划了"中医名家名师讲稿丛书"，分辑陆续出版，旨在使后人学有所宗。

第一辑(共13种)：

《任应秋中医各家学说讲稿》　　《任应秋内经研习拓导讲稿》

《刘渡舟伤寒论讲稿》　　　　　《李今庸金匮要略讲稿》

《凌耀星内经讲稿》　　　　　　《印会河中医学基础讲稿》

《程士德中医学基础讲稿》　　　《王绵之方剂学讲稿》

《王洪图内经讲稿》　　　　　　《李德新中医基础理论讲稿》

《刘景源温病学讲稿》　　　　　《郝万山伤寒论讲稿》

《连建伟金匮要略方论讲稿》

丛书突出以下特点：一是权威性。入选名家均是中医各学科的创始人或重要的奠基者，在中医界享有盛誉；同时又具有多年丰富的教学经验，讲稿也是其数十载教学生涯的积淀。入选名师均是全国中医药院校知名的优秀教师,具有丰富的教学经验,是本学科的学术带头人,有较高知名度。二是完整性。课程自始至终,均由专家们一人讲授。三是思想性。讲稿围绕教材又高于教材,专家的学术理论一以贯之,在一定程度上可视为充分反映其独特思想的专著。四是实践性。各位专家都有丰富的临床经验,理论与实践的完美结合能给读者以学以致用的动力。五是可读性。讲稿是讲课实录的再提高,最大限度地体现了专家们的授课思路和语言风格,使读者有一种亲切感。同时对于课程的重点和难点阐述深透,对读者加深理解颇有裨益。

在组稿过程中,我们得到了来自各方面的大力支持,许多专家虽年事已高,但均能躬身参与,稿凡数易;相关高校领导也极为重视,提供了必要的条件。在此,对老专家们的亲临指导、对整理者所付出的艰辛努力以及各校领导的大力支持,深表钦佩,并致以诚挚的谢意。

人民卫生出版社

2007 年 12 月

前言

"《内经》研习拓导"的作者任应秋17岁学习中医，他的启蒙老师原是位经方学家，故授以《公余六种》、《伤寒论浅注》、《金匮要略浅注》等书，任应秋由于深受"先穷经、后证史"的国学学习方法的影响，于是提出增加学习《灵枢》、《素问》的请求。即在他治学之初，就非常注重对中医理论的学习和研究。

任应秋读书很注重方法，光绪元年(1875年)做四川提督学政的张之洞所著《輶轩语》一书对他的治学方法影响颇深，书中强调"读经宜明训诂，宜讲汉学、宜读国朝人经学书，宜专治一经，治经宜有次第，治经贵通大义"，书中还特别推荐了《四库全书总目提要》，他从中总结出治《内经》的门径。

任应秋对《内经》的学习和研究首先从章句入手，再从理论体系的层面进行归纳和总结，其中不仅贯穿了训诂、校勘、疏证、读破等基本的文献整理方法，而且还对其进行了类分、语译、提要、索引等深层次的系统研究，在这方面的成果享誉国内外，为此他也成为中医基础理论学科和中医文史学科重要的奠基人之一。晚年他和他在哲学界的朋友一起倡导并开展了多学科研究《内经》的实践，并主编了《黄帝内经研究论丛》一书，受到国内外学者的青睐。遗憾的是，在他有生之年，他的《内经学》撰写计划没有来得及实施。

本书是根据任应秋1976年为某《内经》研习班所作的讲座手稿整理而成，此稿的内容并不在讲解《内经》原文的具体内容，而是提出学习和研究《内经》首先要明确的一些问题，具有拓导学习的意义。任应秋面对大多学习中医的年轻人不能通读《内经》，即使是研究生要独立地读懂《内经》也非易事的现实深感焦虑，他认为要想研究中医学或成为名中医，没有《内经》的理论知识是不能成功的，中医学的发展也必须在《内经》理论体系的基础上进行。这是任应秋之所以要在《内经》的研究和教学方面下功夫的重要原因。

本书主要内容包括：《内经》的文献渊源、《内经》的成书年代、《内经》引用的古代文献、《内经》的校勘、《内经》的注疏、《内经》的分类、《内经》的专题发挥、《内经》的学术思想、《内经》的理论体系、怎样学习《内经》等。这些内容不仅反映了任应秋毕生研习《内经》的心得，而且还包括了他从学术的层面对《内经》理论进行的梳理和对历史研习《内经》的文献进行的系统总结。这些不仅是今人学习和研究《内经》的重要参考，而且在中医学文献研究的方法上提供了极具价值的示范。

任廷革

2007 年 10 月

2

目录

祖国医学现存的近万种古典文献中可以称作"经"的,仅有以下九种:《黄帝内经》、《黄帝八十一难经》、《神农本草经》、《伤寒论》、《金匮要略方论》、《中藏经》、《脉经》、《黄帝针灸甲乙经》、《黄帝内经太素》等。除《神农本草经》外,其余八种都是研究和发挥《黄帝内经》的,于此便可以看出《黄帝内经》的重要性。这些文献究竟是如何研究和发挥《黄帝内经》的? 将另作专题来介绍,这里主要就学习和讨论《黄帝内经》所需要明确的几方面问题,提出我的一些看法,或许有助于我们这次的学习。

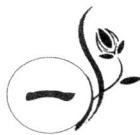

一 《黄帝内经》名释

要弄清楚什么叫《黄帝内经》的问题,首先要弄清什么叫"黄帝"? 旧的历史学家都把黄帝当作了不起的圣人来看待,如《帝王世纪》说:"黄帝有熊氏,少典之子,姬姓也。母曰附宝,其先即炎帝,母家有蛴氏之女,世与少典氏婚,故《国语》兼称焉。及神农氏之末,少典氏又取附宝,见大电光绕北斗枢星照郊野,感附宝,孕二十五月,生黄帝于寿丘,长于姬水,龙颜,有圣德,受国于有熊,居轩辕之丘,故因以为名,又以为号。与神农氏战于阪泉之野,三战而克之。力牧、常先、大鸿、神农、皇直、封钜人、镇大山、稽鬼、奥区、封胡、孔甲等,或以为师,或以为将,分掌四方,各如己视,故号曰'黄帝四目'。又使岐伯尝味百草,典医疗疾,令经方、本草之书咸出焉。其史仓颉,又取象鸟迹,始作文字,史官之作,盖自此始。记其言行,策而藏之,名曰书契。黄帝一号帝鸿氏,或曰归藏氏,或曰帝轩。吹律定姓,有四妃,生二十五子,在位百年而崩,年百一十岁。"(《太平御览》卷七十九引)

这完全是神话式的描述,但历代史学家往往引此作为根据,惟从历史唯物主义看来,黄帝并不是一个天生的圣人,而是远古时代的一个氏族。《中国通史简编》说:"黄帝族原先居住在西北方,据传说,黄帝曾居住在涿鹿(河北宣化鸡鸣山)地区的山湾里,过着往来不定,迁徙无常的游牧生活,后来打败九黎族(南方蛮族之一,约为九个部落的联盟,首领即蚩尤)和炎帝族(西戎羌族的一支,传说炎帝姓姜,牛头人身,大概是牛图腾的氏族),逐渐在中部地区定居下来。黄帝姬姓,号轩辕氏,又号有熊氏。古书中有关黄帝的传说特别多,如用玉(坚石)作兵器,造舟车弓矢,染五色衣裳,螺祖(黄帝正妻)养蚕,仓颉造文字,大桡作甲子,伶伦造乐器。虞、夏二代禘祭黄帝(尊黄帝为始祖)。这些传说出于战国、秦、汉时学者的附会,但有一点是可以理解的,即古代学者承认黄帝为华族始祖,因而一切文物制度都推原到黄帝。"(《中国通史简编》第一章第三节:关于黄帝及其后裔的传说)

黄帝不是一个人,而是一个伟大的氏族,历史中的"仰韶文化",就是黄帝族文化的代表。在河南渑池县仰韶村,曾经发现新石器时代晚期的遗址,遗址中的器物有石器、骨器、陶器等多种。石器有刀、斧、杵、镯、镞,及纺织用的石制纺轮,骨器有缝纫用的针,陶器有钵、鼎等形制。这一发现,后被称作"仰韶文化"。仰韶文化散布在广大西北地区的新疆维吾尔族自治区、甘肃、青海和陕西等省,以及华北、中原等地区,已被确定的有数十处。在这些遗址和大量的遗物里,从农业、畜牧业、手工业、商业、艺术等几个方面,可以推想当时社会经济和人们生活的状况。

当时的农业在生产部门中占有重要的地位。各遗址多有石斧出土,石斧是当时农业生产的重要工具。遗址多在河谷里,因那里土地肥沃,宜于种植。山西夏县西阴村遗址,东西约560米,南北约800米,许多小屋接连成群,已形成一个村落。西安半坡村遗址,出土的生产工具有石斧、骨锄,还有一陶钵粟。当时的畜牧业也是重要的生产部门。仰韶遗址中有许多猪、马、牛的骨骼,猪的大量饲养,说明生活已相当安定。由于弓箭的使用,狩猎生活逐渐过渡到原始畜牧业。各遗址中出土的陶器、陶片最多,且多有纹饰,反映出手工业的发展。纺轮、骨针等各遗址都有,足见纺织与缝纫已成为普通的手工业。甘肃各遗址墓葬中，多有玉片、玉瑗、海贝，尤其海贝应从新疆来，说明那时已经有了交换关系，早期商业已经萌芽。由于交换关系的持续发展，氏族内部逐渐分化，而且开始有了奴隶。出土的陶器一般是美观的，纹饰杂以犬羊图形，并有人形纹，原始艺术也有所体现。

仰韶文化距离现代约有四五千年，从当时人们的生活状况来看，农业、畜牧业已经是重要的生产部门，陶器、武器和一般工具，种类颇多，说明手工业也在发展。因此药物的发现，医药经验的积累，在这个时期是完全有可能的。《帝王世纪》说：黄帝使"岐伯尝味草木，典医疗疾，今经方、本草之书咸出焉。"（《太平御览》、《路史》、《初学记》等都有引）这个传说是完全可以理解的。正因为黄帝氏族文化的发展是多方面的，从无到有的盛况也是空前的，所以历代的人们都以自己是黄帝的子孙为荣，为了溯本思源，各方面的文献往往都冠以"黄帝"字样，以示学有本根，就不足为奇了。

据《汉书·艺文志》的记载，以"神农"、"黄帝"名书的实在不少。如：道家有《黄帝四经》四篇、《黄帝铭》六篇、《黄帝君臣》十篇、《杂黄帝》五十八篇；阴阳家有《黄帝泰素》二十篇、《黄帝》十六篇；农家有《神农》二十篇；小说家有《黄帝说》四十篇；兵法家有《神农兵法》一篇；天文家有《黄帝杂子气》三十三篇；历谱家有：《黄帝五家历》三十三篇；五行家有《黄帝阴阳》二十五卷、《黄帝诸子论阴阳》二十五卷、《神农大幽五行》二十七卷；杂占家有《黄帝长柳占梦》十一卷、《神农教田相土耕种》十四卷；医经家有《黄帝内经》十八卷；经方家有《泰始黄帝扁鹊俞拊方》二十三卷、《神农黄帝食禁》七卷；房中家有《黄帝三王养阳方》二十卷；神仙家有《黄帝杂子步引》十二卷、《黄帝岐伯按摩》十卷、《黄帝杂子芝菌》十八卷、《神农杂子技道》二十三卷等。

以上充分说明诸家均托言"黄帝"以成书，或托言"神农"以成书，其朴素的意义，仍不外溯源崇本而已。《淮南子》说："世俗之人，多尊古而贱今，故为道者必托之于神农、黄帝而后能入说。"

3

（《淮南子》卷十九《修务训》）所谓"尊古贱今"的人是有的，但不能说都是如此，例如每个汉族人无不自以为是黄帝的子孙，就不是什么"尊古贱今"的问题了。

为什么叫《黄帝内经》？从《汉书·艺文志》有关古代医书的目录来看，便可以一目了然。目录如下。

《黄帝内经》十八卷

《外经》三十七卷

《扁鹊内经》九卷

《外经》十二卷

《白氏内经》三十八卷

《外经》三十六卷

《旁篇》二十五卷

看来"内"和"外"，只是相对之称而已，别无深义，这和《韩诗内传》、《韩诗外传》、《春秋内传》、《春秋外传》、《庄子》的《内篇》、《外篇》、《韩非子》的《内储》、《外储》，都是同一意义。内、外相对之称，犹有不能包括的内容，则设"旁篇"以概之，如《白氏旁篇》。至吴昆的《素问注》、王九达的《内经合类》并云："五内阴阳之谓内。"张介宾《类经》谓："内者，生命之道。"作为后世的一种理解是可以的，命名的初义未必如此。"经"字，孔安国训为"常"，刘熙释为"径"，陆德明《经典释文》则谓："经者，常也，法也，径也，由也。"这些意义，都有可取之处，因古人往往把具有一定法则，又为一般所必须学习和掌握的书籍，都称做"经"。高深的如儒家的"六经"、老子的《道德经》之类，浅近的如《三字经》、《四字经》之类，《黄帝内经》便属于前者。有人认为"经"和"纬"也是相对之称，所以既有"经书"，又有"纬书"。但是，一般"经书"在前，"纬书"随后，故"纬书"都是解释"经书"的，如《易纬》、《书纬》、《诗纬》、《礼纬》、《乐纬》、《春秋纬》、《孝经纬》均属之。即是说先有《易经》之后，再以《易纬》配之，先有《书经》之后，再以《书纬》配之，与《内经》、《外经》之义迥别，故"经纬"之说，不足以释其义。

《汉书·艺文志》说："医经者，原人血脉经络骨髓，阴阳表里，以起百病之本，死生之分，而用度箴石汤火所施，调百药齐，和之所宜。至齐之德，犹慈石取铁，以物相使。拙者失理，以愈为剧，以生为死。""原人血脉经络骨髓，阴阳表里"，这是关于人体生理方面的知识，是藏象学说中的内容；"以起百病之本，死生之分"，这是讨论病机；"而用度箴石汤火所施，调百药齐和之所宜，至齐之德，犹慈石取铁，以物相使"，这是立法施治，处方遣药。藏象、病机、治疗，是中医学的基础理论，称之为"经"是适当的，与《黄帝内经》的内容是复合的。可惜《汉书·艺文志》所载的医经七家，仅存《黄帝内经》一家了，其他六家，均已佚逸，无复存者。

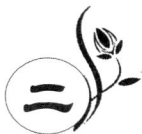

二 《黄帝内经》成书的时代

据上所述，《黄帝内经》之所以冠以"黄帝"，仅仅是溯源崇本的用思，藉以说明我国的医药文化渊源甚早。《黄帝内经》既非是言实有黄帝之圣，留下这样一部伟大的著作，也不等于说《黄帝内经》是在黄帝时代就有的典籍。那么，《黄帝内经》究竟成书于什么时代呢？据宋臣高保衡等校正《黄帝针灸甲乙经》的序文："或曰《素问》、《针经》、《明堂》三部之书，非黄帝书，似出于战国。"说明早在公元十一世纪中期，就有人怀疑《黄帝内经》不是黄帝著的书，而是到了战国时期才有的。但是宋臣高保衡等对这一观点，怀疑，是抱否定态度的，他们说："人生天地之间，八尺之躯，藏之坚脆，府之大小，谷之多少，脉之长短，血之清浊，十二经之气血大数，皮肤包络其外，可剖而视之乎？非大圣上智，孰能知之？战国之人何与焉。大哉！《黄帝内经》十八卷，《针经》三卷，最出远古。"（《新校正黄帝针灸甲乙经序》）

尽管宋臣高保衡等对"似出战国"之说持否定态度，但说无论据，仅凭空说一些"大圣上智"、"最出远古"一类浮泛虚饰之词而

5

已。揆诸实际,"似出战国"这一怀疑的提出是很有道理的,不过亦不能谓为尽出于战国。正如吕复说:"《内经素问》,世称黄帝岐伯问答之书,及观其旨意,殆非一时之言,其所撰述,亦非一人之手。刘向指为韩诸公子所著(指《汉书·艺文志》阴阳家著录的《黄帝泰素》二十篇,师古注引刘向《别录》语),程子谓出于战国之末。而其大略正如《礼记》之萃于汉儒,而与孔子、子思之言并传也。"(元戴良《九灵山房集·沧州翁传》引)

因此,关于《黄帝内经》成书的时期问题,就不能简单化,必须按照具体问题,作出具体的分析,即是要按照《黄帝内经》具体内容进行分析,如《黄帝内经》有《素问》、《灵枢》两大部分,两部分又各有八十一篇,既非出自一时,更非出自一人,不能不按其内容的实际情况,分别进行恰如其分的分析。

(一)《素问》的成书年代

《素问》的成书时期,总的说来,一般都倾向于是战国(公元前403 到公元前 221 年)时代的作品。

1. 宋朝学者的见解

邵雍,字尧夫,宋朝,范阳人,精于《易》学,是百源学派的宗师,著有《观物篇》、《皇极经世》等书。他在《经世》书里说:"《素问》、《阴符》,七国时书也。"(《经世·心学第十二》)

程颢,字伯淳,人称明道先生,精于《易》学,著有《识仁篇》、《定性书》等。他说:"《素问》书,出战国之末,气象可见。若是三皇五帝典坟,文章自别,其气运处,绝浅近。"(《二程全书·伊川先生语》)

司马光,字君实,宋朝,夏县人,曾相宋哲宗,著有《资治通鉴》。他与范景仁书云:"谓《素问》为真黄帝之书,则恐未可。黄帝亦治天下,岂终日坐明堂,但与岐伯论医药针灸耶?此周、汉之间,医者依托以取重耳。"(《传家集·书启》)

朱熹,字元晦,宋朝,婺源人,为宋代理学大师,著作甚富,经后人整理成《朱子全书》六十六卷。其《古史余论》云:"至于战国之时,方术之士,遂笔之于书,以相传授,如列子之所引,与夫《素问》、《握奇》之属,盖必有粗得其遗言(指黄帝)之仿佛者,如许行所道神农之言耳。"

2. 明朝学者的见解

方孝儒,字希直,明朝,宁海人。著有《逊志斋稿》、《侯成集》、《希古堂稿》等,他说:"世之伪书众矣,如《内经》称黄帝,《汲冢书》称周,皆出战国、秦、汉之人。故其书虽伪,而其人近古,有可取者。"(《逊志斋稿·读三坟书》)

方以智,字密之,号曼公,明朝,桐城人,著有《通雅》、《物理小识》等书。其于《通雅》云:"守其业而浸广之,《灵枢》、《素问》也,皆周末笔。"

3. 清朝学者的见解

魏荔彤,字赓虞,清朝,柏乡人,著有《伤寒论本义》、《金匮要略方论本义》。其于《伤寒论本义·自序》云:"轩岐之书,类春秋,战国人所为,而托于上古。"

崔述,字武承,清朝,大名人。于所著《补上古考信录·黄帝说》云:"世所传《素问》一书,载黄帝与岐伯问答之言,而《灵枢》、《阴符经》,亦称为黄帝所作,至战国诸子书述黄帝者尤众。"

4. 笔者见解

通过上述诸家之论可以明确地说:《素问》基本可以肯定是战国时代的作品,是否其内容百分之百都是呢?还要作进一步的具体分析。

(1)《黄帝内经》主体文献的产生年代

现存《素问》的全部内容,可分作两个部分。第一部分是基本内容,即除七篇大论以外的部分,可以称其为《素问》的前期文献,上述诸家所说《素问》成书于战国,就是指的这部分文献而言,内容最多,凡七十余篇,其中主要内容,与战国时代的《周礼》一书两相比较,便足以充分证明《素问》和它是一个思想体系。

例如《周礼》云:"凡和,春多酸,夏多苦,秋多辛,冬多咸,调以滑甘。"(《周礼·食医》)而《素问·金匮真言论》则略谓:"东方,味酸,生于春;南方,味苦,生于夏;中央,味甘;西方,味辛,生于秋;北方,味咸,生于冬。"

又如《周礼》云:"四时皆有疠疾,春时有痟首疾,夏时有痒疥疾,秋时有疟寒疾,冬时有嗽上气疾。"(《周礼·疾医》)而《素问·金匮真言论》即言:"春气者病在头。"惟"夏取分腠","分腠治肌肉",(《灵枢·寒热病》)分腠、肌肉,都是痒疥疾所发之部。《素问·阴阳应象大论》复谓:"夏伤于暑,秋必痎疟。""秋伤于湿,冬生咳嗽。"其言四季之疾之相同又如此。

《周礼·疾医》言:"以五味、五谷、五药养其病。"而《素问·藏气法时论》即统言:"毒药攻邪,五谷为养,五果为助,五畜为益,五菜为充。"并具体提出:"肝色青,宜食甘,粳米、牛肉、枣、葵皆甘;心色赤,宜食酸,小豆、犬肉、李、韭皆酸;肺色白,宜食苦,麦、羊肉、杏、薤皆苦;脾色黄,宜食咸,大豆、豕肉、栗、藿皆咸;肾色黑,宜食辛,黄黍、鸡肉、桃、葱皆辛。辛散,酸收,甘缓,苦坚,咸耎。"

《周礼·疾医》言:"以五气、五声、五色视其死生。"而《素问》则述之更详。例如:《素问·平人气象论》有"肝藏筋膜之气也"、"心藏血脉之气也"、"脾藏肌肉之气也"、"藏真高于肺,以行营卫阴阳也"、"肾藏骨髓之气也",此所谓五气也。《素问·阴阳应象大论》云:"(肝)在声为呼"、"(心)在声为笑"、"(脾)在声为歌"、"(肺)在声为哭"、"(肾)在声为呻",此为所谓五声也。《素问·五藏生成》云:"青如翠羽者生,赤如鸡冠者生,黄如蟹腹者生,白如豕膏者生,黑如乌羽者生,此五色之见生也。""色见青如草兹者死,黄如枳实者死,黑如炲者死,赤如衃血者死,白如枯骨者死,此五色之见死也。"

《周礼·疾医》还说:"两之以九窍之变,参之以九藏之动。"而《素问·六节藏象论》云:"自古通天者,生之本,本于阴阳。""其气,九州九窍、五藏、十二节,皆通乎天气。"《素问·金匮真言论》则谓"(肝)开窍于目"、"(心)开窍于耳"、"(脾)开窍于口"、"(肺)开窍于鼻"，"（肾）开窍于二阴"。目二、耳二、鼻孔二、口一、前后阴共为九窍，上窍七，下窍二，当其有病变，必两参之而不失。又《素问·六节藏象论》云："三而成天，三而成地，三而成人，三而三之，合则为九，九分为九野，九野为九藏。故形藏四，神藏五，合为九藏以应之也。"王冰解释说："形藏四者，一头角，二耳目，三口齿，四胸中也……神藏五者……肝藏魂，心藏神，脾藏意，肺藏魄，肾藏志也。"当其有病变也，或诊形藏部位之脉，或诊神藏部位之脉，亦必两参之，斯为万全。

看来《周礼》所言者略，《素问》所言者详，毕竟《周礼》不是医书，而《素问》乃专言医者，虽然详略有所不同，而其理论体系则毫无差异处，既然肯定《周礼》为战国时书，则《素问》之为战国时书，似无任何疑义矣。

再以《史记·扁鹊仓公列传》为证。《史记·扁鹊仓公列传》说："扁鹊过齐，齐桓侯客之，入朝见，曰：'君有疾，在腠理，不治将深。'桓侯曰：'寡人无疾。'扁鹊出，桓侯谓左右曰：'医之好利也，欲以不疾者为功。'后五日，扁鹊复见，曰：'君有疾，在血脉，不治恐深。'桓侯曰：'寡人无疾。'扁鹊出，桓侯不悦。后五日，扁鹊复见，曰：'君有疾，在肠胃间，不治将深。'桓侯不应。扁鹊出，桓侯不悦。后五日，扁鹊复见，望见桓侯而退走。桓侯使人问其故，扁鹊曰：'疾之居腠理也，汤熨之所得也；在血脉，针石之所及也；其在肠胃，酒醪之所及也；其在骨髓，虽司命无奈之何。'"

扁鹊对齐桓侯辨证和论治的理论，可说均出自《素问》。《素问·缪刺论》说："夫邪之客于形也，必先舍于皮毛。留而不去，入舍于孙脉。留而不去，入舍于络脉。留而不去，入舍于经脉，内连五藏，散于肠胃，阴阳俱感，五藏乃伤。此邪之从皮毛而入，极于五藏之次也。"扁鹊所谓的在腠理、在血脉、在肠胃、在骨髓，完全是《素问·缪刺论》理论在临证的具体运用。《素问·阴阳应象大论》还说："善治者治皮毛，其次治肌肤，其次治筋脉，其次治六府，其次治五藏。治五藏者，半死半生也。"扁鹊以汤熨治腠理，以针石治血脉，

9

以酒醪治肠胃,在骨髓则无奈之何的理论,与此可谓毫无二致。以此说明《素问》的成书,决不会后于扁鹊。

再可以《素问》的文体为证。先秦之文,多作韵语,除五经而外,他如《文子》、《荀子》、《韩非子》、《吕氏春秋》、《鹖冠子》、《鬼谷子》等,都是如此。而《素问》的《上古天真论》、《四气调神大论》、《生气通天论》、《阴阳应象大论》、《脉要精微论》、《三部九候论》、《宝命全形论》、《八正神明论》、《离合真邪论》、《刺要论》、《刺禁论》、《调经论》诸篇文献,其中作韵语的文字非常多,都非后世之文所可比拟。特别是《八正神明论》最末一段云:"何谓形? 何谓神? 愿卒闻之。岐伯曰:请言形,形乎形,目冥冥,问其所病,索之于经,慧然在前,按之不得,不知其情,故曰形。帝曰:何谓神? 岐伯曰:请言神,神乎神,耳不闻,目明心开而志先,慧然独悟,口弗能言,俱视独见,适若昏,昭然独明,若风吹云,故曰神。三部九候为之原,九针之论不必存也。"真、文、元交错相叶,古韵铿然。无怪顾亭林说:"其文绝以《荀子·成相篇》。"(见《日知录》卷二十一)《成相篇》是《荀子》书中最出色的一篇韵文,亭林以之比拟,其推崇之意,可以知矣。

综观以上三点,《素问》的第一部分文献,以《周礼》、《史记·扁鹊仓公列传》注明其学术思想,并从其文字结构来看,说明均出于先秦,并不可能迟于扁鹊以后,这一点是基本可以肯定的。

(2)七篇大论的产生年代

《素问》的第二部分文献,主要指《天元纪大论》、《五运行大论》、《六微旨大论》、《气交变大论》、《五常政大论》、《六元正纪大论》、《至真要大论》七篇,也就是王冰所说的得先师所藏之卷。还包括《六节藏象论》前面一段,也就是"岐伯对曰,昭乎哉问也"至"孰少孰多,可得闻乎"七百十六字,据林亿等的《新校正》云:"全元起注本及《太素》并无,疑王氏之所补也。"其内容又与大论之文相同,《新校正》的怀疑是有理由的。因此,也把它算做第二部分文献。这样看来,这第二部分,全是王冰所补的。

王冰究竟根据什么来补的呢? 林亿等说:"详《素问》第七卷亡

已久矣。按皇甫士安，晋人也，序《甲乙经》云亦有亡失。《隋书·经籍志》载梁《七录》亦云：'止存八卷。'全元起，隋人，所注本乃无第七。王冰，唐宝应中人，上至晋皇甫谧甘露中，已六百余年，而冰自谓得旧藏之卷，今窃疑之。乃观《天元纪大论》、《五运行论》、《六微旨论》、《气交变论》、《五常政论》、《六元正纪论》、《至真要论》七篇，居今《素问》四卷，篇卷浩大，不与《素问》前后篇卷等。又且所载之事，与《素问》余篇略不相通。窃疑此七篇，乃《阴阳大论》之文，王氏取以补所亡之卷，犹《周官》亡《冬官》，以《考工记》补之之类也。又按汉张仲景《伤寒论·序》云：'撰用《素问》、《九卷》、《八十一难》、《阴阳大论》。'是《素问》与《阴阳大论》，两书甚明，乃王氏并《阴阳大论》于《素问》中也。要之，《阴阳大论》亦古医经，终非《素问》第七矣。"（新校正王冰序注）我基本同意"新校正"的看法。

至于这部分的内容，主要是讲五运六气的规律和变化，及其对人体疾病的影响。《素问》里一再提到"善言天者，必有验于人"。（既见于《举痛论》，又见于《气交变论》）更提到"人与天地相参"。（见《咳论》）即是说人位置于大自然之中，自然界的气候变化，与人体的健康和疾病的关系必然很密切，人便得以从认识自然的规律入手，进而适应大自然的变化，使人能更好地生存于大自然之中，这就是"五运六气"的基本精神。

既承认几篇大论是古医经之一，那么，究竟古到什么程度呢？是否如缪希雍所说："原夫五运六气之说，其起于汉魏之后乎！何者？张仲景汉末人也，其书不载也。"（《本草经疏》）张仲景书不是不载，而是载得较少。例如《金匮要略》云："问曰：有未至而至，有至而不至，有至而不去，有至而太过，何谓也？师曰：冬至之后，甲子夜半少阳起，少阳之时阳始生，天得温和，以未得甲子，天因温和，此为未至而至也。以得甲子，而天未温和，此谓至而不至也。以得甲子，而天大寒不解，此谓至而不去也。以得甲子，而天温如盛夏五六月时，此为至而太过也。"这讲的完全是运气的内容。

赵以德的《金匮方论衍义》说："考之《内经》，候气至不至，有谓

11

四时者,有谓五运者,有谓六气者,发明详矣。至四时,则曰:'天以六六为节,地以九九制会,六甲终岁,三百六十日法也。'五日为一候,三候为一气,六气为一时,四时为一岁,而各从其主治焉。求其气之至也,皆从春始,未至而至,此为太过。则薄所不胜乘所胜也,命曰气淫。至而不至,此为不及,则所胜妄行,而所生受病,所不胜薄之也。命曰气迫。(《素问·六节藏象论》)然在脉应,春弦、夏钩、秋毛、冬石,太过者,病在外,不及者,病在内。在'五运相袭,而皆治之。'(见《六节藏象论》)终期之日,阳年先天而至,当岁之运,则气太过;阴年后天而至,当岁之运,则气不及。与其年和,则非太过不及而平。与司天地气不和,则胜而报复,复则郁发,待时而作,作则风湿燥热火寒之气,非常而暴。(胜复郁发诸气,均见六元正纪、至真要两论)在六气,则曰六气之胜。'清气大来,燥之胜也,风木受邪,肝病生焉。热气大来,火之胜也,燥金受邪,肺病生焉'(见《至真要大论》)之类。其在脉应则曰:'厥阴之至弦,少阴之至钩,少阳之至大而浮,阳明之至短而涩,太阳之至大而长。''至而和则平,至而甚则病,至而反则病,至而不至者病,未至而至者病,阴阳易者危。'(见《至真要大论》)由是观之,仲景言四时之定法者,若遇气运加临主位,则必将奉天政之寒温,虽与四时气有反者,难为逆时也,候同也。且《经》曰:'主胜逆,客胜从。'(见《至真要大论》)又曰:'必先岁气,毋伐天和。'(《五常政大论》)此又不在独守四时之气,而参之以运气者矣。"赵氏《衍义》以运气说释仲景是正确的。因"至而至,至而不至"等提法,基本就是从《素问·六微旨大论》来的,并不是仲景的创说。仲景即曾言运气,则运气说自当在仲景之先,而不是如缪希雍所说,是在"汉魏之后"。

又先到什么时限呢?从七篇大论以甲子纪年来说,不会晚于东汉。因东汉章帝元和二年(公元85年)颁布四分历,便已开始用甲子纪年了。虽然说甲子纪年是从东汉章帝始,不等于说"运气"也是从这时开始,只能说运气学到了东汉章帝时采用了甲子纪年的方法,因这一方法比用"岁阴"、"岁阳"纪年,既有意义,而又方便得

12

多。又如"运气"中纪月的方法，都是正月建寅，二月建卯，三月建辰，在汉武帝太初元年(公元前104年)颁布太初历就开始了，所以不能推到章帝以后。

再从文字音韵来看，几篇大论中的有韵之文，比之于第一部分诸篇，并不减色。例如《素问·天元纪大论》云："太虚寥廓，肇基化元。万物资始，五运终天。布气真灵，摠统坤元。九星悬朗，七曜周旋。(以上元真合韵)曰阴曰阳，曰柔曰刚。幽显既位，寒暑弛张。生生化化，品物咸章。(阳部韵)"又如《素问·至真要大论》云："彼春之暖，为夏之暑。彼秋之忿，为冬之怒。(上声鱼部韵)谨按四维，斥候皆归。其终可见，其始可知。(支脂通韵)"因此，我认为第二部分的内容，至迟亦应该断至东汉以前。

综上所述，《素问》的成书时代基本可以肯定是战国至东汉这一时期，经过多数医家逐渐汇集而成，这是就笔之于书而言。至其学术思想，以及许多内容的流传，应当说要比这早得多。因笔之于书时，不可能都是各个医家的创说，而是各有师承和祖述的。

(二)《灵枢》的成书年代

要明确《灵枢》的成书年代，首先要弄清楚《灵枢》的真伪。宋代晁公武《郡斋读书志》谓《灵枢》是"好事者于皇甫谧所集《内经》中抄出之文"。元代吕复指《灵枢》系王冰以《九灵经》之更名。(见戴良《九灵山房集·沧州翁传》)清代杭世俊《道古堂集》说《灵枢》："文义浅短，为王冰所伪记。"晁、吕、杭三氏之说，是否可成立呢？答案都是否定的，参见下列三家所论，便一目了然了。

陆心源《仪顾堂题跋》云："愚案《灵枢》即《针经》，见于《汉书·艺文志》皇甫谧《甲乙经》序，并非后出。《灵宝注》以针有九名，改为《九灵》，又以十二经络分为十二卷，王冰又因《九灵》之名而改为《灵枢》，其名益雅，其去古益远，实一书也。请列五证以明之。皇甫谧《甲乙经》序曰：'《七略》、《艺文志》：《黄帝内经》十八卷，今《针经》九卷，《素问》九卷，二九十八卷，即《内经》也。又有《明堂孔穴》、《针灸治要》，皆黄帝岐伯选事也。三部同归，文多重

13

复,乃撰集三部,使事类相从,为十二卷。'今检《甲乙经》,称《素问》者,即今之《素问》。称黄帝者,验其文即今《灵枢》,别无所谓《针经》者,则《针经》即《灵枢》可知,其证一也。《灵枢》卷一,《九针十二原》已云'先立《针经》,'是《针经》之名,见于本书。其证二也。王冰云:'《灵枢》即《黄帝内经》十八卷之九。'与皇甫谧同,当是汉以来相传之旧说,其证三也。杨上善隋初人也,所著《黄帝内经太素》、《黄帝内经明堂类成》中土久佚,今由日本传来。其书采录《灵枢经》文,与《素问》不分轩轾,与《甲乙经》同,是汉唐人所称《内经》,合《素问》、《针经》而言,非专指《素问》明矣,其证四也。《灵枢》义精词奥,《经筋》等编,非圣人不能作,与冰《素问》注相较,精粗深浅,相去悬殊,断非冰所能伪托,其证五也。"(《仪顾堂题跋·灵枢经跋》)

余嘉锡《四库提要辨证》又补充陆氏的第一、第三两点说:"夫皇甫谧以《针经》、《素问》为《内经》,王冰以《素问》、《灵枢》为《内经》,《针经》、《灵枢》卷数相合,盖一书而二名耳。谧去古未远,其言当有所受之。冰邃于医学,唐时《针经》具在,必不舍流传有绪之古书,而别指一书以当《内经》,断可识矣。《玉海》卷六十三引《书目》(按即《中兴馆阁书目》)云:'《黄帝灵枢经》九卷,黄帝、岐伯、雷公、少俞、伯高问答之语。'隋杨上善序:凡八十一篇,《针经》九卷大抵同,亦八十一篇。《针经》以《九针十二原》为首,《灵枢》以《精气》为首(按今本《灵枢》,实以《九针十二原》为第一篇,而无《精气篇》,与《中兴书目》不同,盖《书目》据杨上善本,今所传为史崧所上,乃别一本也。《精气篇》疑即今之《决气篇》,篇中首论精气),又间有详略。王冰以《针经》为《灵枢》,故席延赏云:'《灵枢》之名,时最后出。'(《汉艺文志考证》卷十引较略,《宋史·艺文志》席延赏《黄帝针经音义》一卷)是《灵枢》即《针经》,宋人书目,具有明文,其时《针经》尚存,以之两相对勘,见其文字相同,实一书而二名,故能言之确切如此。"

以上陆心源的五证,和余嘉锡的佐证,足以说明《针经》、《灵枢》，名虽二而书实一，或者说是同一书的两种版本，决不是两种不同的书，这一点是毫无可疑的。至于有人说《灵枢》的文字比《素问》浅薄，因而怀疑其为伪出，如吕复、杭世俊、日本丹波元简父子都持这一论调，究其实质，并不如此。正如黄以周所说："或又谓《素问》义深，《九卷》义浅。夫《内经》十八卷，乃医家所集，本非出一人之手。论其义之深，《九卷》之古奥，虽《素问》不能过。其浅而可鄙者，《素问》亦何减于《九卷》？《九卷》之于《素问》，同属《内经》。《素问·通评虚实论》中有黄帝骨度、脉度、筋度之问，而无对语，王注以为具在《灵枢》中，此文乃彼经之错简。皇甫谧谓《内经》十八卷，即此二书，可谓信而有证。《素问·针解》之所解，其文出于《九卷》，'新校正'已言之。又《方盛衰论》言：'合五诊，调阴阳，已在《经脉》。'《经脉》即《九卷》之篇目，王冰注亦言之，则《素问》之文，且有出于《九卷》之后矣。《素问》宗此经，而谓此经不逮《素问》，可乎？"（《儆季文钞·黄帝内经九卷集注序》）

黄氏说："《九卷》之古奥，虽《素问》不能过，其浅而可鄙者，《素问》亦何减于《九卷》？"这话是很有道理的。例如《灵枢》最前面十篇文献从《九针十二原》到《经脉》浩浩瀚瀚，其笔仗的坚峭朴厚，比之《素问》诸篇，实有过之而无不及。特别是《本输》、《小针解》两篇，境界之大，气势之雄，实为两经之冠。所以周学海说："非三代上之圣人不能作……《尔雅》尚难抗行，世必谓秦汉诸子为之，试取《吕氏春秋》、《淮南子》诸篇及郑孔注疏读之，岂能望其肩背。"（《内经评文·灵枢》）

"圣人"之说虽不可取，其文章气象，确是秦汉以前的作品，这一点也是毫无疑义的。相反，如《素问》的《宣明五气》、《血气形志》等篇，篇法文势，都较卑弱，而《灵枢》中的《外揣》、《背腧》、《寒热》诸篇，亦直与之等。故从文笔方面来作《素问》、《灵枢》两书的比较，是没有多大优劣之分的。因而《灵枢》晚出之说，亦不能成立。当然，它亦和《素问》一样，个别的内容，是比较晚的。如《阴阳系日月》说："寅者，正月之生阳也。"显然是汉武帝颁布太初历以后的记载。于此，我的结论是：《灵枢》基本上是《素问》的姊妹篇，并不比《素问》晚出。《黄帝内经》十八卷，《素问》、《灵枢》各居其九，这一说法是正确的。

根据以上的分析，《灵枢》和《素问》一样，基本上成书于战国时代，只是个别的篇卷，渗入了汉代的东西，因而《黄帝内经》亦并不是成于某一人之手。

（三）《素问》遗篇的年代

最后谈谈《素问》遗篇的问题。《素问》中有《刺法论》和《本病论》两篇，据王冰编次本来说，《刺法论》居七十二，《本病论》是第七十三篇。当王冰次注的时候，这两篇已经不存在了，仅于目录中保存两论的篇名，并注明"亡"。但到了宋刘温舒著《素问入式运气论奥》，又附列这两篇，并另题名为《素问遗篇》。温舒里居不详，惟前有元符己卯（哲宗十四年，公元 1099 年）自序，并题"朝散郎太医学司业"。林亿等校《素问》时，亦曾见到，故其《新校正》略谓："详此二篇，亡在王冰之前，按《病能论》篇末，王冰注云：'世本既阙第七二篇'，谓此二篇也。而今世有《素问亡篇》仍托名王冰为注，辞理鄙陋，无足取者。"

《素问》遗篇主要是讲运气升降，迁正退位等内容，其辞理确是鄙陋，不能与两经相比。究为何人所伪，不得而知。惟周学海说："二篇义浅笔稚，世皆斥其伪矣。揣其时当出于王启玄之后，刘温舒之前，决非温舒所自作也。时有古义杂出其间，如入疫室者，先存想五脏之神，见于《巢氏病源候论》，即其分辨五疫、五疠，成于三年，俱卓有精义，必有所受之矣。第篇中仅排次其位，而无所发明其理，注中更引用咒语，尤为鄙俚。故二篇者，纪数之文也，不当以义理绳之。"（《内经评文·素问遗篇》）

要之，《素问》遗篇肯定是伪书，其所伪的时代，不出于唐、宋之间，内容的实际意义不大，惟传"小金丹"一方，时或有用之者。

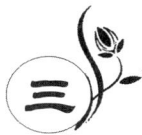

三 《黄帝内经》引用的古代文献

由上所说，无论《素问》或《灵枢》都是在相当长的一个时期内，前前后后经过若干人之手，逐渐整理补充而成，从《素问》来说，全元起注本的篇卷，与王冰注本的篇卷大不一样，从《灵枢》来说，据《中兴馆阁书目》所载："《针经》以《九针十二原》为首，《灵枢》以《精气》为首。"而现存的《灵枢》，首篇却是《九针十二原》，但又无《精气》。证明两书在各个历史时期，是经过若干次不同的整理、修订，才流传到现代的。据两书现存的内容看来，在成书到修订的过程中，是采纳了不少当时还存在的若干古代文献的，甚至可以说这些文献就是《黄帝内经》成书的基础，也可以说是《素问》成书的基础。因为考据当时的二十一种文献，都在《素问》中出现，仅其中的《刺法》，兼见于《灵枢》。兹将各个文献分别叙述如下。

（一）《五色》、《脉变》、《揆度》、《奇恒》

《五色》、《脉变》、《揆度》、《奇恒》等四种文献，首见于《素问·玉版论要》，文曰："《五色》、《脉变》、《揆度》、《奇恒》，道在于一。"马莳注云："俱古经篇名，《灵枢》第六卷有《五色篇》。《经脉别论》亦有《阴阳》、《揆度》等名。"（见《素问注证发微》）顾观光的《素问校勘记》同意马注的看法，认定是"古经篇名"。

《五色》是否即《灵枢》的《五色》，还难作定论。但是《史记·扁鹊仓公列传》中公澄阳庆所授淳于意的书中，确有《五色诊》一种，并记载其善以"五色诊病"，故可知其属于"望诊"古文献。且下文有"容色见上下左右，各在其要"一段，也足以证其为"望色"古文献无疑。

《脉变》，从下文"搏脉，痹躄，寒热之交。脉孤为消气，虚泄为夺血。孤为逆，虚为从"一段看来，是一部讲脉搏变化的古文献。

《揆度》除见于《素问·玉版论要》外，再见于《素问·疏五过论》和《素问·病能论》。《素问·玉版论要》说:"揆度者,度病之浅深也。"《素问·病能论》说:"揆度者,切度之也。""所谓揆者,方切求之也,言切求其脉理也;度者,得其病处,以四时度之也。"即言切求其脉理和度病之浅深,似仍属于"脉法"古文献的范围。

《奇恒》在《素问》中凡四见。一见于《玉版论要》,再见于《病能论》,三见于《疏五过论》,四见于《方盛衰论》。什么叫奇恒?《素问·病能论》中解释说:"奇恒者,言奇病也。""所谓奇者,使奇病不得以四时死也;恒者,得以四时死也。"顾观光又解释说:"奇恒,谓异于常也。疑《素问·奇病论》即奇恒书之仅存者。《史记》述仓公所授书,有《奇咳术》。疑'奇咳'即'奇恒'。"咳,应作侅,许氏《说文解字》云:"奇侅,非常也。"因此,"奇侅"与"奇恒",实为同义词,说明《奇侅术》与《奇恒》,有系同一书的可能性。

(二)《九针》

《九针》在《素问》中凡三见。一见于《三部九候论》,文曰:"黄帝问曰:余闻《九针》于夫子,众多博大,不可胜数。"再见于《八正神明论》,文曰:"《三部九候》为之原,《九针》之论不必存。"三见于《离合真邪论》,文曰:"余闻九针九篇,夫子乃因而九之,九九八十一篇,余尽通其意矣。"前言"众多博大,不可胜数",这里又说"九九八十一篇",看来《九针》的内容是不少的。

(三)《针经》

《针经》见于《素问·八正神明论》,文曰:"帝曰:愿闻法往古者。岐伯曰:法往古者,先知《针经》也。"张介宾解释说:"此云《针经》为古法,可见是书之传,其来最远,似犹有出轩岐之前者。"我在前第二讲中曾谈到,《灵枢》、《针经》在流传的过程中,曾经一书而二名,是否即此《针经》,尚未敢必,但观其以"古法"称之,其流传之久远,似无疑义。

(四)《热论》

《热论》出《素问·评热病论》,文曰:"且夫《热论》曰:汗出而脉尚躁盛者死。"王冰注云:"《热论》谓上古《热论》也。"而本篇又名

《评热病论》，又引用了《热论》的文句，似乎旨在发挥《热论》中之精义者。

（五）《上经》、《下经》、《阴阳》、《从容》

《上经》、《下经》、《阴阳》、《从容》这四部文献，见于《素问·阴阳类论》，文曰："却念《上、下经》、《阴阳》、《从容》。"

《上经》在《素问》中凡四见。一见于《病能论》，文曰："《上经》者，言气之通天也。"再见于《气交变大论》，文曰："《上经》曰：夫道者，上知天文，下知地理，中知人事，可以长久。"三见于《疏五过论》，四见于《阴阳类论》，这两论仅提到《上经》之名而已。若据《病能论》及《气交变大论》所言。今《素问》中《生气通天论》的内容，颇与之接近。

《下经》在《素问》中凡五见。一见于《逆调论》，文曰："《下经》曰：胃不和则卧不安。"再见于《痿论》，文曰："《下经》曰：筋痿者，生于肝，使内也。""《下经》曰：肉痿者，得之湿地也。""《下经》曰：骨痿者，生于大热也。"三见于《病能论》，文曰："《下经》者，言病之变化也。"四见于《疏五过论》，五见于《阴阳类论》，这两论仅提及《下经》之名而已。据前三论所言，《下经》所述为有关病症学或病理学的内容。如其谓"胃不和卧不安"，以及对筋、肉、骨诸痿的分析，今天用于临床，都有指导意义。

《阴阳》在《素问》中凡四见，一见于《病能论》，文曰："肺气盛则脉大，脉大则不得偃卧，论在《奇恒》、《阴阳》中。"王冰注云："《奇恒》、《阴阳》，上古经篇名，世本缺。"再见于《著至教论》，文曰："帝曰：子不闻《阴阳》传乎！"三见于《阴阳类论》，文曰："却念，《上、下经》、《阴阳》、《从容》……决以度，察以心，合之《阴阳》之论。"四见于《解精微论》，文曰："行教以经论，《从容》、《形法》、《阴阳》。"顾名思义，《阴阳》当是阐发阴阳学说的古文献，从《素问》以阴阳名篇诸论的内容来看，均可以测知。

《从容》如上所述，《素问·阴阳类论》、《素问·解精微论》都提到了《从容》这个文献。特别是《素问·阴阳类论》中说："颂得《从容》之道,以合《从容》。"张介宾为之解释云:"颂,诵同。《从容》之道可诵,其为古经篇名可知。如《示从容论》之类是也。以合《从容》,合其法也。"今《素问》的《示从容论》,主要是讲通过脉症的观察,分析病变机制。果尔,则《从容》当属于辨证一类的典籍。

(六)《脉经》、《脉法》、《脉要》

《脉经》见于《素问·示从容论》,文曰:"雷公曰:臣请诵《脉经·上下篇》甚众多矣,别异比类,犹未能以十全,又安足以明之?"张介宾注云:"古有《脉经》,意即《脉要精微》、《平人气象》等论之义。"

《脉法》见于《素问·五运行大论》,文曰:"《脉法》曰:天地之变,无以脉诊。"

《脉要》见于《素问·至真要大论》,文曰:"《脉要》曰:春不沉,夏不弦,冬不涩,秋不数,是谓四塞。沉甚曰病,弦甚曰病,涩甚曰病,数甚曰病,参见曰病,复见曰病,未去而去曰病,去而不去曰病,反者死。"

从以上三种脉书的存在,说明古代对"脉学"的总结由来已久,《素问》言"脉学"内容之丰富,亦不难理解了。

(七)《形法》

《形法》如上所述,出于《素问·解精微论》,从论中所言悲哀喜怒、观神察色的内容来看,或即古代观察"形"、"色"之法的文献。

(八)《本病》

《本病》见于《素问·痿论》,文曰:"故《本病》曰:大经空虚,发为肌痹,传为脉痿。"王冰注:"《本病》,古经论篇名也。"今《素问》二十一卷,犹存"本病论篇第七十三"的篇目,并旁注"亡"。说详见前第二讲有关《素问遗篇》中。

(九)《阴阳十二官相使》

《阴阳十二官相使》见于《素问·奇病论》,文曰:"夫肝者,中之将也,取决于胆,咽为之使。此人者数谋虑不决,故胆虚气上溢,而口为之苦,治之以胆募俞,治在《阴阳十二官相使》中。"王冰注云:"言治法具于彼篇,今经已亡。"所言治法,是指胆虚气上溢而口苦,取胆经的募俞以为之治,则知所言阴阳指脏腑,十二官即指脏腑所主诸窍。据此,其内容已可以知其大略。

(十)《金匮》

《金匮》见于《素问·病能论》,文曰:"《金匮》者,决死生也。"可能似《内照法》一类的文献,但无从考。

(十一)《太始天元册文》

《太始天元册文》见于《素问·天元纪大论》,文曰:"臣积考《太始天元册文》曰:太虚廖廓,肇基化元,万物资始,五运终天,布气真灵,揔统坤元,九星悬朗,七曜周旋,曰阴曰阳,曰柔曰刚,幽显既位,寒暑弛张,生生化化,品物咸章。"王冰注云:"《天元册》,所以记天真元气运行之纪也。此太古占候灵文,已镌诸玉版,命名册文。太古灵文,故命曰《太始天元册》也。"应属于古代天象学的文献。

(十二)《大要》

《大要》在《素问》中凡两见。一见于《六元正纪大论》,文曰:"《大要》曰:甚纪五分,微纪七分,其差可见。"再见于《至真要大论》,论中凡五次引用:"《大要》曰:君一臣二,奇之制也;君二臣四,偶之制也;君二臣三,奇之制也;君二臣六,偶之制也。""《大要》曰:粗工嘻嘻,以为可知,言热未已,寒病复始,同气异形,迷诊乱经。""《大要》曰:彼春之暖,为夏之暑,彼秋之忿,为冬之怒,谨按四维,斥候皆归,其终可见,其始可知。""《大要》曰:少阳之主,先甘后咸;阳明之主,先辛后酸;太阳之主,先咸后苦;厥阴之主,先酸后辛;少阴之主,先甘后咸;太阴之主,先苦后甘;佐以所利,资以所生,是谓得气。""《大要》曰:谨守病机,各司其属,有者求之,无者求之,盛者责之,虚者责之,必先五胜,疏其血气,令其调达,而致和平。"以上或言方制,或言诊法,或言四时,或言六气,或言病机,看来《大要》所具的内容,是极其广泛的。

(十三)《刺法》

《刺法》在《素问》中凡四见。一见于《评热病论》,再见于《腹中论》,均言:"论在《刺法》中。"王冰均注云:"今经亡。"三见于《奇病论》,略谓:"《刺法》曰:无损不足,益有余,以成其疹,然后调之。"四见于《调经论》,文曰:"《刺法》言:有余泻之,不足补之。"《刺法》在《灵枢》中凡两见。一见于《官针第七》,文曰:"《刺法》曰:始刺浅之,以逐邪气而来血气;后刺深之,以致阴气之邪;最后刺极深之,以下谷气。"再见于《逆顺第五十五》,文曰:"《刺法》曰:无刺熇熇之热,无刺漉漉之汗,无刺浑浑之脉,无刺病与脉相逆者。"

以上二十一种远古文献,均见于《素问》,仅《刺法》兼见于《灵枢》。说明《灵枢》成书较早,无从引用上述文献,《素问》成书略晚,便得以充分引用上述文献。正因为《素问》晚出,所以它还引用了《灵枢》的内容。如《疟论》云:"故《经》言曰:方其盛时必毁,因其衰也,事必大昌。"而《灵枢·逆顺》有曰:"方其盛也,勿敢毁伤,刺其已衰,事必大昌。"则《疟论》所称之《经》,即《灵枢经》也。又《素问·至真要大论》云:"《经》言:盛者泻之,虚者补之。"而《灵枢·大惑论》便有"盛者泻之,虚者补之"之语,可见《素问·至真要大论》所称之《经》,仍然是《灵枢经》。《素问·至真要大论》又云:"《论》言:人迎与寸口相应,若引绳小大齐等,命曰平。"而《灵枢·禁服》有曰:"寸口主中,人迎主外,两者相应,俱往俱来,若引绳大小齐等,春夏人迎微大,秋冬寸口微大,如是者名曰平人。"则《素问·至真要大论》所引,实《灵枢》之节文耳。《素问》既一而再地引用《灵枢》之文,谓其后出,自无疑义矣。

又《素问》中还有多处引用远古经论,尚不知其出处的,如《素问·离合真邪论》文曰:"《经》言:气之盛衰,左右倾移,以上调下,以左调右,有余不足,补泻于荥输。"《素问·调经论》文曰:"《经》言:阳虚则外寒,阴虚则内热,阳盛则外热,阴盛则内寒。"《素问·六元正纪大论》文曰:"《论》言:热无犯热,寒无犯寒。"《素问·至真要大论》文曰:"《论》言:治寒以热,治热以寒。"《素问·解精微论》文曰:"且子独不诵不念夫《经》言乎:厥则目无所见。"

以上说明《黄帝内经》引用的远古文献是非常丰富的,特别是《素问》虽由代远年湮,仅存吉光片羽,正因为如此,所以弥觉其太可珍惜了。

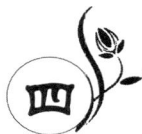

四 《素问》、《灵枢》的书名和卷篇

(一)《素问》、《灵枢》的书名

《素问》之名,最早见于公元三世纪初期张仲景的《伤寒论·自序》,他说:"撰用《素问》、《九卷》、《八十一难》、《阴阳大论》、《胎胪》、《药录》。"从此以后,直到现在,一千七百多年来,这个名称都没有改变。为什么要叫《素问》呢? 林亿等人的《新校正》说:"所以名《素问》之义,全元起有说云:'素者,本也;问者,黄帝问岐伯也。方陈性情之源,五行之本,故曰《素问》。'元起虽有此解,义未甚明。按《干凿度》云:'夫有形生于无形,故有太易、有太初、有太始、有太素。太易者,未见气也;太初者,气之始也;太始者,形之始也;太素者,质之始也。'气形质具,而苛瘵由是萌生。故黄帝问此太素,质之始也。《素问》之名,义或由此。"林亿等人认为,具备了气、形、质的人体,有生以来,便不免有种种疾病发生,故为"问答"以发明之。杨上善早就是这样理解的,所以把自己整理的《黄帝内经》,迳称为《黄帝内经太素》。"素"作"质"解,这一意义是可取的。早在《管子》的《水地篇》也说:"素也者,五色之质也。"用现在的语言来理解,《素问》是研究人的质体、生理、病理等内容的文献,可以说《素问》的含义是唯物的。

《灵枢》共有三名,最早叫《针经》,《灵枢》第一篇《九针十二原》中说"先立《针经》"无异乎就是它的自我介绍。次又叫《九卷》,即《伤寒论》仲景自序所云。到了晋代,皇甫谧又叫《针经》,他在《甲乙经·自序》说:"按《七略》、《艺文志》,《黄帝内经》十八卷,今有《针经》九卷,《素问》九卷,二九十八卷,即《内经》也。"到了唐代,王冰才开始叫"《灵枢》"。王冰注《素问》,在两处都引用自《灵枢》"经脉为里,支而横者为络,络之别者为孙络"几句话,在《三部九候

23

论》引用时称"《灵枢》曰";在《素问·调经论》引用时称"《针经》曰"。于是《新校正》云:"详此注引《针经》曰,与《三部九候论》注两引之,在彼云《灵枢》,而此曰《针经》。则王氏之意,指《灵枢》为《针经》也。按今《素问》注中引《针经》者,多《灵枢》之文,但以《灵枢》今不全,故未得尽知也。"(见《素问·调经论》"神气乃平"句注)

《灵枢》名称的演变,大略如此。至其命名之义,因其书仅有九卷,故称之曰《九卷》。书中的主要内容,是研究针刺的,故又称之曰《针经》。这两个名称都比较简单而易于理解。至于为什么要叫《灵枢》,马莳的解释是:"《灵枢》者,正以枢为门户,阖辟所系,而灵乃至神至元之称,此书之切,何以异是。"(《灵枢注证发微》卷首)张介宾解释说:"神灵之枢要,是谓《灵枢》。"(《类经》一卷"类经名义")王九达说:"灵乃至神至玄之称,枢为门户阖辟所系。《生气通天论》'欲若(今本作如)运枢,'枢,天枢也。天运于上,枢机无一息之停,人身若天之运枢,所谓'守神守机'是也。其初意在于舍药而用针,故揭空中之机以示人,空者灵,枢者机也。既得其枢,则经度营卫,变化在我,何灵如之。"(《黄帝内经素问灵枢合类》)

以上诸家的解释,读之仍令人不得其要领,便引起日人丹波元胤的鄙视。他说:"今考《道藏》中有《玉枢》、《神枢》、《灵轴》等之经,而又收入是经,则《灵枢》之称,意出于羽流者欤!"丹波氏虽持鄙视态度,而于《灵枢》实际的含义,仍不得其解。

据我看来,《灵枢》既名《针经》,而其主要内容亦确是研究经脉、俞穴、营卫气运行以及各种刺法的,因此它的命名应该是从针法方面来考虑的多,这比较合乎情理。诸家的解释,除丹波元胤外,都抓住了这点,并都以《灵枢·九针十二原》所说,为其解释的依据。如:"小针之要,易陈而难入,粗守形,上守神,神乎神,客在门,未睹其疾,恶知其原。刺之微在速迟,粗守关,上守机,机之动,不离其空,空中之机,清静而微,其来不可逢,其往不可追。知机之道者,不可挂以发,不知机道,扣之不发,知其往来,要与之期,粗之暗乎,妙哉工独有之。往者为逆,来者为顺,明知逆顺,正行无问。逆而夺之,恶得无虚,追而济之,恶得无实,迎之随之,以意和之,针道毕矣。"这一段讲的是针法的枢机和机要,临床用针,手法能娴熟到这样得心应手的程度,确乎应该是个高明的针法大家,而且把针刺的枢机亦描写得最惟妙惟肖。诸家据以解释《灵枢》的枢,也是正确的。不足的是他们解释得并不透彻,反而神秘化了,"灵枢"本来的取义,应该是:灵者,验也,针刺的疗效,至为灵验,但必须得其刺法之枢机而后灵,故名之曰《灵枢》。

(二)《素问》、《灵枢》卷篇的演变

《素问》、《灵枢》两经的书名,大略如上所述。再谈谈两经有关篇卷的演变。《甲乙经》皇甫谧自序和《隋书·经籍志》都说《素问》是九卷,看来《素问》最早的卷数就是如此。全元起的注本,宋以后就亡佚了,但据宋臣林亿等的《新校正》所注,仍为九卷,兹将日人丹波元简据《新校正》所载全本的卷篇次第抄录于下。

卷第一(凡七篇):平人气象论、决死生篇(今为"三部九候论")、藏气法时论、宣明五气、经合论(今为"离合真邪论")、调经论、四时刺逆从论(从"春气在经脉"起至篇末,余在第六卷)。

卷第二(凡十一篇):移精变气论、玉版论要、诊要经终论、八正神明论、真邪论(重出)、标本病传论、皮部论(篇末有"经络论")、骨空论(自"灸寒热之法"以下,在六卷"刺齐论"末)、气穴论、气府论、缪刺论。

卷第三(凡六篇):阴阳离合论、十二藏相使、六节藏象论、阴阳脉解、长刺节论、五藏举痛(今为"举痛论")。

卷第四(凡八篇):生气通天论、金匮真言论、阴阳别论、经脉别论、通评虚实论、太阴阳明论、逆调论、痿论。

卷第五(凡十篇):五藏别论、汤液醪醴论、热论、刺热论、评热病论、疟论、腹中论、厥论、病能论、奇病论。

卷第六(凡十篇):脉要精微论、玉机真藏论、宝命全形论、刺疟论、刺腰痛论、刺齐论(今"刺要论"出于此篇)、刺禁论、刺志论、针解、四时刺逆从论(仅"厥阴有余"至"筋急目痛"一段)。

25

卷第七（缺）

卷第八（凡七篇）：痹论、水热穴论、从容别白黑（今为"示从容论"）、论过失（今为"疏五过论"）、方论得失明箸（今为"征四失论"）、阴阳类论、方论解（今为"方盛衰论"）。

卷第九（凡九篇）：上古天真论、四气调神大论、阴阳应象大论、五藏生成、异法方宜论、咳论、风论、大奇论、脉解。

以上凡八卷，六十八篇。全元起《素问训解》的卷目面貌如此，与今本大大不同，今本是由唐代王冰次注的，他在次注的时候，改编为二十四卷，篇目的次序亦大为更改了。现还存有元代胡氏"古林书堂"的刊本，又合并为十二卷。还有明代正统年（1436～1449）间刊的《道藏》本，又割裂成五十卷。所幸卷数虽然时分时合，而篇目的次第亦仍保持王冰之旧，没有任何变动。至于明清各注家的卷数也是或分或合，或多或少。

《灵枢》原本最早亦只有九卷，所以曾一度竟把《灵枢》叫作《九卷》，《伤寒论》张仲景自序就是这样称谓的。为什么要叫它《九卷》呢？日人丹波元胤说："先子曰：《灵枢》单称《九卷》者，对《素问》八卷而言之。盖东汉以降，《素问》既亡"第七"一卷，不然则《素问》亦当称九卷尔。"（《医籍考·医经五》）

到了南宋时候，才由史崧改编为二十四卷，他在自序中曾说："家藏旧本《灵枢》九卷，共八十一篇，增修音释，附于卷末，勒为二十四卷，庶使好生之人，开卷易明，了无差别。"史崧之所以要把《灵枢》改为二十四卷，是针对王冰的改订《素问》而来的。因以前《素问》只九卷，《灵枢》亦只九卷；现《素问》经王冰改为二十四卷了，势必将《灵枢》亦改为二十四卷，才与之相称，基本上没有其他的意义。

《灵枢》的篇目，在《针经》和《灵枢》两种本子并存的时候，据《中兴馆阁书目》的记载，《针经》的首篇是《九针十二原》，而《灵枢》的首篇是《精气》。遗憾的是，现存的《灵枢》没有经宋臣等校过，以致篇目详细的异同，不得而知。到了元代胡氏"古林书堂"刊行《灵枢》的时候，又合并为十二卷，因它刊的《素问》也是十二卷，这样才能两书相称。明刊的《道藏》本，又改订为二十三卷，仅及《素问》卷数的一半，可能是因为《素问》有注，文字量多，《灵枢》无注，文字量少的缘故。

总之，王冰改编的二十四卷本《素问》，是现存的最早刊本，是经过宋嘉祐二年（公元 1057 年）高宝衡、孙奇、林亿等校正，孙兆重改误刊行的，所以它的书名全称为"《重广补注黄帝内经素问》"。史崧改编的二十四卷本《灵枢》，也是现存最早的刊本，它的书名全称是"《黄帝内经灵枢经》"。

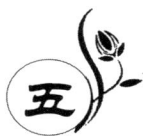

五 校勘《黄帝内经》诸家

（一）校勘对学习研究《黄帝内经》的意义

汉唐以前的书籍，主要用材是"竹简"，或用"帛"，或者刻在木板上等。以此方式流传，都很不容易保存，代远年湮，必然要发生错落遗佚、涣漫剥蚀诸种现象。兼以古今语言文字的不断变迁，时间的距离愈远，其间的变化愈大。是以阅读古代书籍，往往要通过仔细地校勘，才能真正读懂和正确理解，因而"校勘"成为阅读古书不可缺少的重要手段。正如张舜徽所说："古书流传日久，讹舛滋多，或误夺一字，而事实全乖，或偶衍一文，而意谊尽失，苟非善读书者，据他书订正之，则无以复古人之旧，此校勘之役所以不可缓也。"（见《广校雠略·书籍必须校勘论》）

《黄帝内经》在两千多年中，流传的情况怎样呢？单从《素问》来说，在唐代就已经错乱不堪了，故王冰的序文说："世本纰缪，篇目重叠，前后不伦，文义悬隔，施行不易，披会亦难，岁月既淹，袭以成弊。或一篇重出，而别立二名；或两论并吞，而都为一目。或问答未已，别树篇题；或脱简不书，而云世阙。重《经合》而冠《针服》，并《方宜》而为《咳篇》，隔《虚实》而为《逆从》，合《经络》而为《论要》。节《皮部》为《经络》，退《至教》以先针。诸如此流，不可胜数。"《素

27

问》的残缺错乱,到了这样的程度,可算是严重的了。我们今天能见到这样较为完整的《素问》,首先是王冰下了很大的校勘工夫,整理出来的。所以他在序文中又说:"其中简脱文断,义不相接者,搜求经论所有,迁移以补其处。篇目坠缺,指事不明者,量其意趣,加字以昭其义。篇论吞并,义不相涉,阙漏名目者,区分事类,别目以冠篇首。君臣请问,礼仪乖失者,考校尊卑,增益以光其意。错简碎文,前后重迭者,详其指趣,削去繁杂,以存其要……凡所加字,皆朱书其文,使今古必分,字不杂糅。"

校勘之学,首先要具备文字学、音韵学、诂训学等"小学"的基本功,然后博览群籍,才能堪言校勘,正如孙诒让所说:"综举厥善,大抵以旧刊精校为据依,而究其微旨,通其大例,精思博考,不参成见,其谳正文字讹舛,或求之于本书,或旁证之他籍,及援引之类书,而以声类通转为之铃键,故能发疑正读,奄若合符。"(见《札迻·序》)孙诒让的要求,固然是高标准,但不如此,便达不到校勘之目的,便不能认识古书之本来面貌。兹举周学海校《灵枢·热病》"男子如蛊,女子如怚"一例来说明之。

周氏云:"怚者,阻之讹也。《甲乙经》引此作'阻'。《脉经》有'肝中风者,令人嗜甘,如阻妇状。'是明明以'阻'为妊娠之称矣。谓妊娠则经阻不下也。丹溪解为呕恶以阻饮食者谬矣。马注径作'怚'解。考字书无'怚'字,揣其注意,颇似'怚'字之义,穿凿极矣。张隐庵起而正之,宜也。惜未见《甲乙经》耳。又见《太素》作'姐',尤非。"

周氏这段校文校得是比较精确的,首先从文字上识破"怚"为"阻"之讹(但周氏谓字书无"怚"字,不对。《广韵》、《集韵》、《韵会》等字书均有,并音将豫切),又取得《甲乙经》的旁证,特别是《脉经》"如阻妇状"一词,来证明"女子如阻",证据尤为确切。虽然张志聪亦谓"'怚'当作'阻'"并早于周氏,但没有提出勘定的旁证,只能说理,却无依据。故在张志聪不能谓为校勘,而在学海则为较好的校勘。张介宾谓"'怚'当作'胎'",已晓其义,而未能说其字。马蒟谓"'怛'当作'疸'",则甚无义矣。

由此看来，阅读古医书，具备一定的校勘知识，是很有用处的，如果毫不具有校勘常识，阅读古书的困难必然要多得多。可惜的是，向来注释《黄帝内经》诸家，鲜有精于校勘者，而不知医的学者，于《素问》、《灵枢》的校勘，反作出一定的成绩。其中最卓著者，约有下列诸家。

（二）林亿等的《新校正》

林亿等的《新校正》，即宋臣林亿等校《素问》时所作的校勘，今存于《重广补注黄帝内经素问》中。他们在校《素问》的序文里说："臣等承乏典校，伏念旬岁，遂乃搜访中外，裒集众本，浸寻其义，正其讹舛，十得其三四，余不能具。窃谓未足以称明诏，副圣意，而又采汉唐书录古医经之存于世者，得数十家，叙而考正焉。贯穿错综，磅礴会通，或端本以寻支，或溯流而讨源，定其可知，次以旧目，正缪误者六千余字，增注义者二千余条，一言去取，必有稽考，舛文疑义，于是详明。"（《重广补注黄帝内经素问序》）宋臣《新校正》校的时间较早，校的条数亦较多，所勘定的质量亦较高，试举数例如下。

王冰释《素问·生气通天论》"高梁之变，足生大丁"云："所以丁生于足者，四支为诸阳之本也。以其甚费于下，邪毒袭虚故尔。"《新校正》则谓："丁生之处，不常于足，盖谓膏粱之变，饶生大丁，非偏著足也。"把"足"训为虚词，实较王注为优。

王冰又释同篇"味过于辛，筋脉沮弛，精神乃央"云："沮，润也。弛，缓也。央，久也。辛性润泽，散养于筋，故令筋缓脉润，精神长久。何者？辛补肝也。"《新校正》则谓："此论味过所伤，难作精神长久之解，'央'乃'殃'也，古文通用……盖古文简略，字多假借用者也。"《新校正》所训极是。

《素问·玉版论要》云："阴阳反他，治在权衡相夺。"《新校正》谓："按《阴阳应象大论》云'阴阳反作'。""他"字不可训，证以《素问·阴阳应象大论》，其为"作"字，毫无疑义。

《素问·诊要经终论》云："甚者传气，间者环也。"王冰注云：

"辨疾气之间甚也，'传'谓相传，'环'谓循环也。相传则传所不胜，循环则周回于五气也。"《新校正》则谓："按《太素》'环也'作'环已'。""环已"即旋止之义，意思是说病甚者，得刺即流通其气而渐愈，若轻者，病旋已也。故《太素》之说甚是。

因此，我们学习《素问》，《新校正》是必须要阅读的。

（三）胡澍的《素问校义》

胡澍《素问校义》书一卷，未成而逝，故仅存三十二条。澍精小学，故其校勘，法度谨严。例如：《素问》中有文曰："病之形能也"、"乐恬憺之能"、"与其病能"、"及其病能"、"愿闻六经脉之厥状病能也"、"病能论"、"合之病能"、"此阴阳更胜之变，病之形能也"等等。澍案："能，读为'態'。'病之形能也'者，病之形態也。《荀子·天论篇》：'耳目鼻口，形能各有接，而不相能也。'形能亦形態（杨倞注，误以'形'字绝句，'能'属下读，高邮王先生《荀子杂志》已正之。）《楚辞·九章》：'固，庸態也。'《论衡·累害篇》：'態作能。'《汉书·司马相如列传》：'君子之態。'《史记》徐广本'態'作能（今本误作熊）。皆古人以'能'为'態'之证。（'態'从心能，而以能为態。'意'从心音，而《管子·内业篇》以音为意。'志'从心之，而《墨子·天志篇》以之为志。其例同也，此三字盖皆以会意包谐声。）下文曰：'是以圣人为无为之事，乐恬憺之能。''能'亦读为態，与事为韵。恬憺之能，即恬憺之態也。《五藏别论》曰：'观其志意，与其病能。'（今本误作'与其病也。'依《太素》订正，辨见本条）'能'亦读为態，与意为韵，'病能'即'病態'也。《风论》曰：'愿闻其诊，及其病能'，即'及其病態'也。《厥论》曰：'愿闻六经脉之厥状病能也。''厥状'与'病能'并举，即厥状病態也。第四十八篇名《病能论》，即《病態论》也。《方盛衰论》曰：'循尺滑涩寒温之意，视其大小，合之病能。''能'亦与意为韵，即'合之病態'也。王于诸'能'字，或无注，或批驳其说，均由不得其读。《释音》发音于本篇上文，'能冬不能夏，曰奴代切，下形能同。'则又强不知以为知矣。"

又校《四气调神大论》"圣人行之，愚者佩之"句，澍案："'佩'读为'倍'。《说文》：'倍，反也。'……《荀子·大略篇》：'教而不称，师谓之倍。'杨倞注曰：'倍者，反逆之名也，字或作'偝'（见《坊记投壶》），作'背'（经典通以'背'为'倍'），'圣人行之，愚者倍之'，谓圣人行道，愚者倍道也。'行'与'倍'正相反，故下遂云：'从阴阳则生，逆之则死，从之则治，逆之则乱。''从'与'逆'亦相反，'从'即'行'（《广雅》'从'行也），'逆'即'倍'也（见上《荀子》注）。'佩'与'倍'，古同声而通用。《释名》曰：'佩，倍也，'言其非一物有倍贰也，是古同声之证。《荀子·大略篇》：'一佩易之'，注曰：'佩或为倍'，是古通用之证。王注谓'圣人心合于道，故勤而行之，愚者性守于迷，胡佩服而已。'此不得其解，而曲为之说。古人之文恒多假借，不求诸声音，而索之字画，宜其诘鞫为病矣。"

虽学识渊博，但校勘仍贵任专才，如汉刘向总任校书时，亦分任步兵校尉任宏校兵书，太史令尹咸校数术，侍医李柱国校方技。胡澍仅因多病而留心医方，竟能对《素问》作出如此精确的校勘，真是难能可贵，只以未能卒其志为憾。

（四）俞樾的《读书余录》

俞樾《读书余录》（《内经》之部），凡四十八条。俞氏治小学不摭商周彝器，为古训巨擘。如《素问·阴阳别论》文曰："二阳之病，发心脾，有不得隐曲，女子不月。"王注曰："隐曲，谓隐蔽委曲之事也。夫肠胃发病，心脾受之，心受之则血不流，脾受之则味不化。血不流故女子不月，味不化则男子少精，是以隐蔽委曲之事不能为也。"樾校谨按："王氏此注，有四失焉。本文但言'女子不月'，不言'男子少精'，增益其文，其失一也。本文先言'不得曲隐'，后言'女子不月'，乃增出男子少精，而以不得隐曲，总承男女而言，使经文侧置，其失二也。'女子不月'既著其文，又申以不得隐曲之言，而男子少精，必待注家补出，使经文详略失宜，其失三也。《上古天真论》曰：'丈夫八岁肾气实，发长齿更，二八肾气盛，天癸至，精气溢泻。'是男子之精、女子月事，并由肾气，少精与不月，应是同病，乃以女子不月属之心，而以男子少精属之脾，其失四也。今按下文云：'三阴三阳俱搏,心腹满,发尽不是隐曲,五日死。'注曰:'隐曲为便泻也。'然则,不得隐曲,谓不得便泻。王注前后不照,当以后注为长。'便泻'谓之'隐曲',盖古语如此。襄十五年《左传》:'师慧过宋朝,私焉。'杜注曰:'私,小便,便写谓之隐曲,犹小便谓之私矣。''不得隐曲'为一病,'女子不月'为一病,二者不得并为一谈。'不得隐曲',从下注训为不得便泻,正与脾病相应矣。"

又如《素问·五藏生成》文曰:"凝于脉者为泣。"王注曰:"泣,为血行不利。"樾校谨按:"字书'泣'字并无此义,'泣'疑'沍'字之误。《玉篇》水部:'沍,胡故切,闭塞也。''沍'字右旁之'互',误而为'立',因改为'立',而成'泣'字矣。上文云:'是故多食盐,则脉凝泣而变色。''泣'亦'沍'字之误。王氏不注于前,而注于后,或其作注时,此文'沍'字犹未误,故以血行不利说之,正'沍'字之义也。《汤液醪醴论》:'营泣卫除。'《八正神明论》:'人血凝泣。''泣'字并当作'沍'。"

前者为古训,后者为说字,均勘定得确切不移,惜其仅限于《素问》,而又太少耳!

(五)孙诒让的《札迻》

孙诒让的《札迻》,凡卷十二。孙氏为有清三百年朴学之殿,《札迻》十二卷,皆其校雠古书,谠正文字的札记,卷第十一,即为校《素问》的札记,凡十三条。

其校《素问·阴阳别论》篇云:"'三阳三阴发病,为偏枯痿易,四肢不举。'注云:'易,谓变易常用,而痿弱无力也。又《大奇论》篇'跛易偏枯'。注云:'若血气变易为偏枯也。'按:易,并当读为'施'。《汤液醪醴论》篇云:'是气拒于内,而形施于外。'施,亦作'弛'。《生气通天论》篇云:'大筋緛短,小筋弛长,緛短为拘,弛长为痿。'又云:'筋脉沮弛。'注云:'弛缓也。'《痿论》篇云:'宗筋弛纵。'《刺要论》篇云:'肝动则春病热而筋弛。'《皮部论》篇云:'热多则筋弛骨消。'盖痿跛之病,皆由筋骨解弛,故云:'痿易'、'跛易','易'即'弛'也。王如字释之,非经旨也。《毛诗·何人斯》篇:

'我心易也。'《释文》：'易，《韩诗》作施。'《尔雅·释诂》：'弛，易也。'《释文》：'弛本作施。'是'易'、'施'、'弛'古通之证。"

又校《痹论》篇云："'凡痹之类，逢寒则虫，逢热则纵。'注云：'虫，谓皮中如虫行。'《新校正》云：'按《甲乙经》虫作急。'按：'虫'当作'疛'之借字。《说文·病部》云：'疛，动病也，从病，虫省声，故古书疛或作虫。'段玉裁《说文》注：谓'疛'即'疼'字。《释名》云：'疼，旱气疼疼然烦也。疼疼，即《诗·云汉》之虫虫是也。'盖痹逢寒则急切而疼疼然不安，则谓之'疛'。《巢氏诸病源候论》云：'凡痹之类，逢热则痒，逢寒则痛。''痛'与'疼'义亦相近。王注训为'虫行'，皇甫谧作'急'，顾校从之，并非也。"

以上以"易"为"弛"，以"虫"为"疛"，均至切当，没有小学的修养，断难有此见识。

（六）顾观光的《素问校勘记》、《灵枢校勘记》

顾观光《素问校勘记》一卷，《灵枢校勘记》一卷。两书各刊于钱熙祚校刊守山阁本《素问》、《灵枢》之后，此为医人作校勘之首创，内容亦最丰富，不仅每篇都经校雠，抑且于王注及《新校正》均有所补直纠正，或引旧说，或出己见，均能期于精当，其精深度虽不能与胡澍、俞樾、孙诒让诸大家相比，而切实对勘，就医言医，亦大有助于学者。

（七）沈祖緜的《读素问臆断》、《读灵枢臆断》

沈祖緜的《读素问臆断》一卷，《读灵枢臆断》一卷。沈氏亦非医人，惟于小学、子学、经学等均修养有素，而于医学亦特别酷嗜，故于两个八十一篇，均已校勘过半。并亦有精校语。如校《素问·上古天真论》中"故能寿敝天地"一语云："'敝'字误，疑'敌'字也。且与下文'无有终时'义贯。《阴阳应象大论》：'故寿命无穷，与天地终。'足为旁证。若云'敝'，费解。或云'敝'当为'适'，古'敌'、'适'多假借，取形似则当为'敌'也。"

又校《汤液醪醴论》中"去宛陈莝"句云："此句亦倒，当作'去莝陈宛'。《说文》：'莝，斩刍也'。去重相对为文，莝陈亦相对为文。

33

《针解》云:'菀陈则除之者,出恶血也。'菀即宛字,古通,亦菀陈相对,是其明证。"

《读素问臆断》,现尚为稿本,未能刊行,而《读灵枢臆断》,于抗日时期,已佚于邮,殊为可惜。

(八)冯承熙的《校余偶识》

冯承熙的《校余偶识》一卷。约九十余条,载于黄元御《素问悬解》后。多引《新校正》及王冰语,间出以己意,虽无创新,亦可参考。

(九)江有诰的《先秦韵读》

江有诰的《先秦韵读》(《素问》、《灵枢》之部)。该文献在《江氏音学十书》中,计《素问》二十三篇,五十二段。《灵枢》二十一篇,四十四段,概从韵语的角度,校其句读和文字的讹误。盖先秦之文,往往流露其天然的韵语,顾亭林称之为"化工"之文。《素问》、《灵枢》毫不例外,杂出不少有韵之文。如《灵枢·刺节真邪》篇:"凡刺小邪曰以大,补其不足乃无害,视其所在迎之界,远近尽至(其)不得外,侵而行之乃自费。"《日知录》誉为这是七言诗之始。正因为《素问》、《灵枢》文献为有韵之文,如有失韵之处,并知其有讹误。例如《素问·上古天真论》云:"法于阴阳,和于术数,食饮有节,起居有常,不妄作劳,故能形于神俱。"俞樾校云:"本作'食饮有节,起居有度','度'与'数'为韵,今作'有常',则失其韵矣。"像这类的例子是很多的,因此,从音韵角度来校勘《素问》、《灵枢》,亦为重要途径之一。

(十)于鬯的《香草续校书》

于鬯的《香草续校书》二卷凡百另三条。于氏著有《香草校书》六十卷,是校勘经部的著作。《香草续校书》二十二卷,是校勘子史部的著作。《黄帝内经素问》属于子部,故及之。于鬯曾师事张文虎、钟文烝、王先谦诸氏,治训诂学颇精,故所校书,颇见卓见。

如校云:"《气交变大论》'反胁痛'。'反',亦病名也,即《至真要大论》所谓'诸转反戾'是也。彼王注云:'反戾,转筋也。'盖筋转谓之反戾,亦单曰反。'反、胁痛'者,即转筋与胁痛二病。注家多误作一病解,则'反胁'二字不可通。王注又倒作'胁反'二字仍不可通。下文云:'病反,谵妄',谓病转筋与谵妄也。又云:'反,下甚',谓转筋与下甚也。又云:'病反、腹满。'谓病转筋与腹满也。又云:'病反,暴痛。'谓病转筋与暴痛也。不知'反'之为病名,而连下读,诸文悉不可通矣。"

又校云:"《生气通天论》'因于暑,汗烦则喘喝','汗'字当衍。下文云:'汗出而散',则因于暑者,正取于汗,何得云'汗烦则喘喝'乎?盖即涉彼而衍也。且'汗烦'二字本无义。如王注云:'病因于暑,则当汗泄,不为发表,邪热内攻,中外俱热,故烦躁喘喝,大呵而出其声。'则又读'汗'一字句,与下文义且病复矣,抑无此文法也。'烦则喘喝'与下句'静则多言',句各四字,文体整齐,读'汗'一字句,不如径删'汗'字直捷。"

又校云:"《阴阳应象大论》'故邪风之至,疾如风雨',既言邪风,又言疾如风,必不可通。据上下诸言气,不言风,且上文云:'风气通于肝',则'风'亦'气'之一。言'风'不如言'气'之赅矣。此'邪风'当作'邪气',盖即涉'疾如风'之'风'字误。'气'为'风',故邪气之至,疾如风雨,句始有义。下文云:'故天之邪气,感则害人五藏。'彼'邪气'正承此'邪气'而言,则此之当作'邪气',不当作'邪风',明矣。"

又校云:"《上古天真论》'醉以入房','醉以'疑作'以醉','以醉入房',与上文'以酒为浆'、'以妄为常',下文'以欲竭其精,以耗散其真',五'以'字冠句首,文法一律,倒作'醉以',则失例矣。《腹中论》及《灵枢·邪气藏府病形》,并有'若醉入房'语,则'醉入房'三字连文,正有可证。"

以上四例,一释义,一衍文,一正误,一乙转,均甚确切有据,而非臆说者之可比。

(十一)日本校勘诸家

此外,日人度会常珍的《校讹》,丹波元简的《素问识》、《灵枢识》，丹波元坚的《素问绍识》，所辑诸家有关校勘部分，亦甚有可取者。

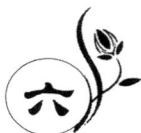

六 注解《黄帝内经》诸家

注《黄帝内经》最早的，当推梁全元起所注的《黄帝素问》八卷，又叫《素问训解》。宋朝时此书还存在，以后便散失了。现从宋臣林亿等所校订的《重广补注黄帝内经素问》中，还可以见到少数全氏的注解。如：《素问·生气通天论》中"风客淫气，精乃亡，邪伤肝也"句下，《新校正》云："按全元起云：'淫气者，阴阳之乱气，因其相乱而风客之，则伤精，伤精则邪入于肝也'。"又如：《素问·热论》中"三阳经络皆受其病，而未入于藏者，故可汗而已"句下，《新校正》云："按全元起云：'藏作府'。元起注云：'伤寒之病，始入于皮肤之腠理，渐胜于诸阳，而未入府，故须汗发其寒热而散之'。"前者把"淫气"解释为内在的因素，"风客"解释为外在的条件，这是合乎病变机制的。后者先校正"藏"为"府"之讹，才符合三阳经的受病，即云："可汗而已。"邪尚在阳经表分，这是合乎辨证论治原则的。遗憾的是，像这类全氏的残缺注文，亦不可多得了。

注解《黄帝内经》现尚存较完整的注本，可分两类。一是单注《素问》诸家，如：王冰《素问释文》二十四卷，吴昆《素问吴注》二十四卷，高世栻《素问直解》九卷，张琦《素问释义》一卷。二是全注《素问》、《灵枢》诸家，如：杨上善《黄帝内经太素》三十卷，马莳《素问注证发微》九卷，马莳《灵枢注证发微》九卷，张介宾《类经》三十二卷，张志聪《素问集注》九卷、《灵枢集注》九卷。现介绍如下。

（一）单注《素问》诸家

1. 王冰和《重广补注黄帝内经素问》

《重广补注黄帝内经素问》中保留了王冰对《素问》的全部注文，王冰对《素问》卷篇的整理，已如前述，而于注解中的发挥，亦有许多突出的地方。如阐发《素问·至真要大论》"微者逆之,甚者从之"的制方大义说:"夫病之微小者,犹人火也,遇草而焫,得木而燔,可以湿伏,可以水灭,故逆其性气以折之、攻之。病之大甚者,犹龙火也,得湿而焰,遇水而燔;不知其性,以水湿折之,适足以光焰诣天,物穷方止矣;识其性者,反常之理,以火逐之,则焰灼自消,焰火扑灭。"这种"以寒治热"和"引火归原"的理论,在临床上是极有指导意义的。王冰在同一篇中阐述"诸寒之而热者取之阴,热之而寒者取之阳,所谓求其属也"的理论时说:"言益火之源,以消阴翳;壮水之主,以制阳光,故曰求其属。"对阳虚与阴虚两种不同的病变,采取"益火"与"壮水"两种不同的治疗方法,用于指导疾病的治疗,有很高的理论价值和现实意义。

2. 吴昆的《素问吴注》

吴昆的《素问吴注》,是以王冰的二十四卷本为底本,由于他的临床经验较丰富,对《素问》所言生理、病机、脉法等,有较深入的理解。如注《素问·灵兰秘典论》中"三焦者,决渎之官"说:"决,开也;渎,水道也。上焦不治,水滥高原;中焦不治,水停中脘;下焦不治,水畜膀胱。故三焦气治,则为开决渎之官,水道无泛溢停畜之患矣。"像这样结合临床所见病变,来说明"三焦决渎"的生理,便不觉空泛,而有其实际意义。又如《素问·五藏别论》文曰:"五藏六府之气味,皆出于胃,变见于气口。"吴昆进而发挥说:"五脏六腑之气味,皆出于胃,熏蒸于肺,肺得诸脏腑之气,转输于经,故变见于寸口。"五脏六腑之气味,始则五味入口藏于胃,继则由脾气转输气味,皆出于胃,循经脉而变见气口。吴氏之说,与传统的概念是符合的,关于切诊寸口动脉,观察脏腑病机的问题,他的解释很到位。再如《素问·五藏生成》文曰:"诊病之始,五决为纪,欲知其始,先建其母。"王冰以"母"为应时旺气,张介宾以"母"指病因,马莳以"母"指为五脏相乘之气,高世栻谓"母"为病本,揆之临证,都不尽合。惟吴氏云:"始,得病之原也;建,立也。母,应时胃气也。如春脉微弦,夏脉微钩,长夏脉微耎,秋脉微毛,冬脉微石,谓之中和而有胃气。土为万物之母,故谓之母也。若弦甚,则知其病始于肝;钩甚,则知其病始于心;奭甚,则知其病始于脾;毛甚,则知其病始于肺;石甚,则知其病始于肾。故曰,欲知其始,先建其母。"把"母"解释为"胃气",是符合临床经验的。汪昂评价说:"《素问吴注》间有阐发,补前注所未备。"这话并未过誉。吴昆对诊切五脏生死脉的体会既有深度,又有指导临床的价值。

3. 高世栻的《素问直解》

高世栻的《素问直解》是继张志聪《集注》之后而成书的,他认为"隐庵集注,义意艰深,其失也晦"。高氏的注解,确实解得明白晓畅。如《素问·阴阳应象大论》文曰:"喜怒伤气,寒暑伤形,暴怒伤阴,暴喜伤阳。"其注云:"人之志意起于内,故喜怒伤气;天之邪气起于外,故寒暑伤形。举喜怒而悲忧恐在其中,举寒暑而燥湿风在其中。在天则寒为阴,暑为阳;在人则怒为阴,喜为阳。故卒暴而怒,则伤吾身之阴气,卒暴而喜,则伤吾身之阳气。"发挥无多,却能大畅厥旨,这是高氏作注的特色。

4. 张琦的《素问释义》

张琦的《素问释义》本平凡无它可述,惟亦有两大特点,足供必要时参考。首先是:书中所注,多采用黄元御《素灵微蕴》、章合节《素问阙疑》两家之说,而黄书和章书都流行较少,特别是《素问阙疑》,极不易觏,可于《素问释义》中求之。其次是:林亿《新校正》关于篇卷变迁的校语,基本上都采用了。至于他的注语,亦时有发挥,如注《素问·六节藏象论》"关格之脉赢"句云:"盖'关格'虽有内外之不同,而总为阴盛而病阳。外格则阳浮,内关则阳陷,非阳盛而关阴于外之说也。绎越人、仲景、《甲乙经》之义,则得之矣。""阴盛而病阳"一句,抓住于关格病成因的关键。

(二)全注《素问》、《灵枢》诸家

1. 杨上善的《太素》

杨上善的《太素》,实为《素问》、《灵枢》的混合改编本,其改编的方法,容后再谈。至其所注,黄以周氏评价说:"其为注,依经立训，亦不遏私见，则其有胜于王氏次注者，概可知矣。且《太素》所编之文，为唐以前之旧本，可以校正今之《素问》、《灵枢》者，难覼缕述。《素问》、《灵枢》多韵语，今本之谐于韵者，读《太素》无不叶，此可见《太素》之文之古。杨氏之深于训诂，于通假已久之字，以借义为释，其字之罕见者，据《说文》本义，以明此经之通借。其阐发经意，足以补正次注者亦甚多。不仅如《新校正》所引皇甫氏《甲乙经》并《素问》、《灵枢》、《针经》为一书。王氏好言五运六气，又并《阴阳大论》于《素问》中，杨氏好言《明堂》、《针经》而别注之，不并入《太素》，此亦其体例之善，识见之高者。"（《儆季文钞·旧钞太素经校本叙》）

注《素问》者，始于全元起，注《灵枢》者，实始于杨上善，可惜后来马莳、张介宾、张志聪注《灵枢》诸家，均未及得见《太素》，今日在我国之传本，是自日本影写的仁和寺宫御藏唐人卷子抄本所翻刻者。

2. 马莳的两部《注证发微》

马莳的两部《注证发微》，其注《素问》部分，不为人所称许，其注《灵枢》部分，以其素娴于针灸经脉，故所注较精。试举《灵枢·四时气》篇为例，篇中谓："春取经"、"夏取盛经孙络"、"秋取经俞"、"冬取井荥"。马注说："春取经之经，当作络，义见《素问·水热穴论》。春取络穴之血脉分肉间，如手太阴肺经'列缺'为络之类。夏取盛经孙络者，'盛经'如手阳明大肠经'阳溪'为络之类。孙络者，即《脉度》所谓'支而横者为络，络之别者为孙'也。秋取各经之俞穴，如手太阴肺经'太渊'为俞之类。冬取井荥，取井以泻阴逆，则阴经当刺井穴，如手太阴肺经'少商'为井之类，取荥以实阳气，则阳经当刺荥穴，如手阳明大肠经'二间'为荥之类。"由于四时邪气侵犯人体各有深浅之不同，针刺选穴，便有井、荥、输、经、合之各殊，如果不是于针灸理论和经验并富的人，便不可能注到马莳这样准确的程度。

又如《灵枢·经筋》篇文曰："经筋之病，寒则反折筋急，热则筋弛纵不收，阴痿不用。阳急则反折，阴急则俛不伸。焠刺者，刺寒急也，热则筋纵不收，无用燔针。"马莳注说："寒急有阴阳之分，背为阳,阳急则反折;腹为阴,阴急则俛不伸。故制为焠刺者,正为寒也。焠刺即燔针。"没有丰富的临床经验,于阳急、阴急之分,便不能如此熟识。所以汪昂对《素问注证发微》颇多非议,而对《灵枢注证发微》则曰:"至明始有马玄台之注,其疏经络穴道,颇为详明,可谓有功于后学。虽其中间有出入,然以从来畏难之书,而能力开坛坫,以视《素问》注,则过之远矣。"

3. 张介宾的《类经》

张介宾的《类经》,除了将经文分类而外,对于《素问》、《灵枢》的注释,亦有在诸家之上者。如《素问·五藏生成》文曰:"此皆卫气之所留止。"自王冰注为"卫气满填,以行邪气,不得居止"后,诸家多从王义。独介宾另为之说曰:"凡此'谿谷'之会,本皆卫气留止之所,若其为病,则亦邪气所容之处也。"王注以"留止"分正邪言,究于义不安,不如张注的言顺理从。又《素问·玉版论要》文曰:"脉孤为消气。"介宾注云:"脉孤者,孤阴、孤阳也。孤阳者,洪大之极,阴气必消;孤阴者,微弱之极,阳气必消,故'脉孤为消气'也。"说理既透,最易使人从临证方面来体会。又《灵枢·九针十二原》文曰:"必在悬阳,及与两卫。"介宾注云:"悬,犹言举也。阳,神气也。凡刺之时,必先举神气为主,故曰'悬阳'。两卫者,卫气在阳,肌表之卫也,脾气在阴,藏府之卫也。二者皆神气所居,不可伤犯,凡用针者,首宜顾此,故曰'两卫'。"比起马注以'阳'为'扬',张志聪以'悬阳'为'心',于义都胜。又注《灵枢·九针十二原》中的"陷脉"云:"诸经孔穴,多在陷者之中,故凡欲去寒邪,须刺各经陷脉,则经气行而邪气出,乃所以取阳邪之在上者。"张志聪指"陷脉"为"额颅之脉,显陷于骨中"者,颇难以理解。还是张介宾注得明白晓畅,于此可见其一般。

4. 张志聪的两部《集注》

张志聪的两部《集注》,是他率其门人集体注释而成,是以名之。正因其集中多人的智慧,故所注的质量亦较高。如《素问·阴阳别论》文曰:"二阴一阳发病,善胀,心满,善气。"王冰理解"心满善气"

为"气畜于上故心满,下虚上盛,故气泄出。"这不符合《素问》的习惯用语;而吴昆、马莳、张介宾不作解释。张志聪注云:"善气者,太息也。心系急,则气道约,故太息以伸出之。"心满之满,同闷(懑)。心闷不舒,时欲太息而伸舒之。这是临床常见的症状,本病当由心肾之气不能相交所致。又注同篇"所谓阳者,胃脘之阳也"说:"所谓二十五阳者,乃胃脘所生之阳气也。胃脘者,中焦之分,主化水谷之精气以资养五脏者也。四时五脏之脉,皆得微和之胃气,故为二十五阳也。"而王冰却把胃脘之阳,指为人迎之气,未免失之简率,而与中医学传统的候脉须候胃气之旨不符。又《灵枢·邪气藏府病形》文曰:"脾脉急甚为瘈疭,微急为膈中,食饮入而还出,后沃沫。"马莳认为这是脾气不下疏的去后沃沫,张注则谓:"脾不能游溢津液,上归于肺,四布于皮毛,故沃沫之从口出也。"据临床所见,仍以张说较胜。张志聪师弟对其所注《素问》、《灵枢》,是颇为自负的。他说:"以昼夜之悟思,印岐黄之精义,前人咳唾,概听勿袭;古论糟粕,悉所勿存。惟与同学高良,共深参究之秘;及门诸弟,时任校正之严。"对待古人的东西,取其精华,扬弃糟粕,又发挥其集体力量,共同创造,这一精神是很可取的。

41

以上注解《黄帝内经》诸家,无论其单注《素问》或全注《素问》、《灵枢》,均各有其独到之处,亦各有其不足的地方,如何吸取其所长,摒弃其所短,择善而从,这就要我们下一番研究功夫了。日人丹波元简的《素问识》、《灵枢识》,丹波元坚的《素问绍识》也就是对各个注家作了一番比较选择,而且还是作得较好的,足资借鉴。

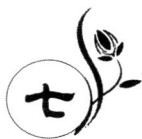

七　分类研究《黄帝内经》诸家

《黄帝内经》的内容,既是祖国医学基础理论之所在,又是采取综合叙述的方式来表达的,几乎每一篇中都不是单纯地讨论某一个主题,而是牵涉到好几个不同的主题。因而便引起一些医家用分类的方法,按其不同性质的内容,各以类分。正如汪昂所说:"《素问》、《灵枢》各八十一篇,其中病证脉候、脏腑经络、针灸方药,错见杂出,读之茫无津涯,难得其窾会。本集除针灸之法不录,余者分为九篇,以类相从,用便观览。"(《素问灵枢类纂约注·凡例》)这种"以类相从"进行分类研究的方法,即使用现在的眼光看来,也还是比较科学的。不过他们的思路各不相同,有三种不同的分法。

(一)兼收并蓄分类法

采用兼收并蓄分类方法研究《黄帝内经》的诸家,他们认为《黄帝内经》两个八十一篇:"言言金石,字字珠玑,竟不知孰可摘而孰可遗。"(《类经·自述》)虽然把每一篇都拆散了,但还是一字不遗地将所有内容全部保存下来,毫无选择地兼收并蓄,其中隋杨上善、明张介宾是其代表。

1. 杨上善的《黄帝内经太素》

杨上善的《黄帝内经太素》,将《素问》、《灵枢》各篇全部拆散,按其不同主题的内容,共分做十九大类,据其现存的卷第类目分列如下。

第一卷　(佚)

第二卷　摄生之二

一、顺养(《灵枢》:师传、九针论;《素问》:宣明五气、四气调神大论)

二、六气(《灵枢》:决气)

三、九气(《素问》:举痛论)

四、调食(《灵枢》:五味论、九针论;《素问》:藏气法时论)

五、寿限(《灵枢》:天年;《素问》:上古天真论)

第三卷　阴阳之一

一、阴阳大论(《素问》:阴阳应象大论)

二、调阴阳(《素问》:生气通天论)

三、阴阳杂说(《素问》:金匮真言论、痹论、阴阳别论)

第四卷　(佚)

第五卷　人合

一、(篇名佚)(《灵枢》:邪客)

二、阴阳合(《灵枢》:阴阳系日月、根结;《素问》:阴阳离合论)

三、四海合(《灵枢》:海论)

四、十二水(《灵枢》:经水)

第六卷　藏府之一

一、(篇名佚)(《灵枢》:本神)

二、五藏命分(《灵枢》:本藏)

三、藏府应候(《灵枢》:本藏)

四、藏府气液(《灵枢》:脉度、九针论;《素问》:五藏别论、太阴阳明论、玉机真藏论)

第七卷　(佚)

第八卷　经脉之一

一、(篇名佚)(《灵枢》:经脉)

二、经脉病解(《素问》:脉解)

三、阳明脉病(《素问》:阳明脉解)

第九卷　经脉之二

一、经脉正别(《灵枢》:经别)

二、经脉同异(《灵枢》:邪客、动输)

三、经脉别异(《灵枢》:经脉)

四、十五络脉(《灵枢》:经脉)

五、经脉皮部(《素问》:皮部论、经络论)

第十卷　经脉之三

一、督脉(《素问》:骨空论)

二、带脉(《灵枢》:经别;《素问》:痿论)

三、阴阳跻脉(《灵枢》:脉度)

四、任脉(《灵枢》:五音五味)

五、冲脉(《灵枢》:逆顺肥瘦)

六、阴阳维脉(《素问》:刺腰痛)

45

47

三、水论(《素问》:解精微论)

四、胀论(《灵枢》:胀论、水胀;《素问》:腹中论)

五、风水论(《素问》:评热病论)

六、咳论(《素问》:咳论)

第三十卷　杂病

一、重身论病(《素问》:奇病论)

二、温暑论(《素问》:热病论、水热穴论)

三、四时之变(《灵枢》:论疾诊尺)

四、息积病以下,凡五十一篇,出《灵枢》:杂病、热病、癫狂病、厥病,《素问》:奇病论、腹中论、逆调论、病能论、刺腰论、通评虚实论、脉要精微论等篇。

以上共十九大类,每类分若干篇目,这样《素问》、《灵枢》两经的内容更有系统性了。定海黄以周评《太素》说:"《太素》改编经文,各归其类,取法于皇甫谧之《甲乙经》,而无其破碎大义之失。其文先载篇幅之长者,而以所逐之短章碎文附于其后,不使原文糅杂。其相承旧本有可疑者,于注中破其字,定其读,亦不辄易正文。以视王氏之率意窜改,不存本字,任意逐迁徙,不顾经趣者,大有径庭焉。即如《痹论》一篇,首言风寒湿杂至为痹,次言五痹不已者,为重感寒湿以益内痹,其风气胜者,尚为易治,故曰:'各以其时重感于寒湿之气,诸痹不已,亦益内也,其风气胜者,其人易已'。王氏'重感寒湿'句妄增风字,下又窜入《阴阳别论》一段,以致风气易已句,文义不属,经旨全晦。《太素》之文,同全元起本,不以别论羼入其中。"(《儆季文钞·旧钞太素经校本叙》)

杨上善的两经分类,虽如黄以周所云,有其优点,但从具体运用来看,仍嫌其类目琐碎,不得其要,欲以系统范之,未如所愿。并自宋元以后,残缺不全,自日本影回的仁安二年(宋乾道三年,公元1167年)旧抄本,缺损仍较严重,欲复旧观成完璧,颇非易事。

2. 张介宾的《类经》

张介宾的《类经》是现存全部类分《素问》、《灵枢》最完整的一部。张氏认为《素问》、《灵枢》"经文奥衍,研阅诚难。详求其法,则唯有尽易旧制,颠倒一番,从类分门,然后附意阐发"(《类经·自序》)。他经历了四十年的工夫才将《类经》著成,共分摄生、阴阳、藏象、脉色、经络、标本、气味、论治、疾病、针刺、运气、会通十二大类,凡三百九十篇目。并说:"人之大事,莫若死生,能葆其真,合乎天矣,故首曰摄生类。生成之道,两仪主之,阴阳既立,三才位矣,故二曰阴阳类。人之有生,脏气为本,五内洞然,三垣治矣,故三曰藏象类。欲知其内,须察其外,脉色通神,吉凶判矣,故四曰脉色类。脏腑治内,经络治外,能明终始,四大安矣,故五曰经络类。万事万殊,必有本末,知所先后,握其要矣,故六曰标本类。人之所赖,药食为天,气味得宜,五宫强矣,故七曰气味类。驹隙百年,谁保无恙,治之弗失,危者安矣,故八曰论治类。疾之中人,变态莫测,明能烛幽,二竖遁矣,故九曰疾病类。药饵不及,古有针砭,九法搜玄,道超凡矣,故十曰针刺类。至若天道茫茫,运行今古,苟无穷协,惟一推之以理,指诸掌矣,故十一曰运气类。又若经文联属,难以强分,或互见于别门,欲求之而不得,分条索隐,血脉贯矣,故十二曰会通类。"(《类经·自序》)

张介宾根据《素问》、《灵枢》的现存材料,结合医学的实际应用,共分做以上十二类,比起杨上善的分类方法,有所提高,扼要得多。而且张介宾并没见到过《太素》,只是通过他自己的辛勤劳动,作出这样的成绩,还是应该肯定的。

(二)选择性的分类法

此种分类法者不把《素问》、《灵枢》看做是"言言金玉,字字珠玑",而认为它只是前人总结经验和理论的资料,随着实践的不断增加,经验的不断丰富,理论的不断提高,过去总结的东西,不可能完全与现存都相符合。因此,必须要有选择地吸收,不能无批判地兼收并蓄。采用这种方法类分《素问》、《灵枢》的,元代滑寿,明代李中梓,清代汪昂、沈又彭为代表。

1. 滑寿的《读素问钞》

滑寿从京口王居中学医时,即首先学习《素问》,经反复研究,觉

49

得应"删去繁芜,撮其枢要"(《续素问钞·汪机序》),也就是扬弃糟粕取其精华,著成《读素问钞》。他把经过选择的有关内容,各分门类,进行编次,计分作藏象、经度、脉候、病能、摄生、论治、色脉、针刺、阴阳、标本、运气、汇萃,凡十二类。对《素问》先进行删繁撮要,再以类相从,各就部居,当以滑寿为首倡。这种方法,比杨上善和张介宾都要高明,实际张介宾的分类,基本上是以滑寿为蓝本的。

至于滑氏删去的和撮要的是否都很恰当,今天看来,固亦存在一些问题,但总的来说,还是达到了"钩元扼要"这一目标的。明代汪机称赞滑寿说:"非深于岐黄之学者不能也。"这话有一定的道理,因为学无心得体会,是无从进行选择,并达到"撮其枢要"的程度的。滑寿书后来经汪机给他补入注释,刊入《汪氏医学丛书》中,丁瓒又为之补注,并将滑寿的《诊家枢要》一卷,附在书的后面,名为《素问钞补正》,颇风行一时。

2. 李中梓的《内经知要》

李中梓的《内经知要》是混合《素问》、《灵枢》来选择并进行分类的。所选的内容,数量比滑氏少,而精炼的程度实有过之而无不及。例如:讲脏腑不选《灵枢·本输》,便遗漏了五脏六腑表里相合的重要内容;讲望诊不选《灵枢·五色》,对颜面的部位都会茫然无所知;讲经络不选《灵枢·经脉》,对于手足阴阳各经的循行起讫毫无分晓;相反,如五运六气等,不是急切所需,省略之亦无大碍。因此,中梓所辑的《内经知要》仅上下两卷,分做道生、阴阳、色诊、脉诊、藏象、经络、治则、病能八类,已足以概括祖国医学的基础理论而无遗。所以是书不仅到现在仍为大众所欢迎,即选辑《医经原旨》的作者,亦承认《内经知要》比他的选辑技术要高明些。

至中梓于各类之末所作的按语,反多系浮泛之词,无甚精当处,甚至还涉及唯心之论。如他在道生类的按语说:"兹所摘者,不事百草,而事守一;不尚九候,而尚三奇。盖观天之道,执天之行,进百年为万古尊生之道,于是为大矣。"所谓"守一"、"三奇",不过是道士自欺欺人的神秘论,实于医学无涉,而中梓反以家珍自宝,不亦妄乎。

3. 汪昂的《素问灵枢类纂约注》

汪昂的《素问灵枢类纂约注》,是一部以《素问》为主,而《灵枢》副之的类选本。凡分藏象、经络、病机、脉要、诊候、运气、审治、生死、杂论九类。他选辑和分类的方法,总的说来有以下几点:《素问》《灵枢》各八十一篇,其中病证脉候、脏腑经络、针灸方药,错见杂出,读之茫无津涯,难得窥会,实有节其繁芜,进行一次比类分次的必要;滑寿的《读素问钞》用意是很好的,惜其割裂全文,更为贯穿,虽分门类,而凌躐错杂,遂有失原书的面貌,是其所短;滑寿所钞,仅限于《素问》一经,不如两经珠联而条析之,则更为完好;《素问》治兼诸法,文悉义顺,故说理之文多,而《灵枢》专重针灸,故说数之文多,无妨以《素问》为主,《灵枢》副之,其《素问》与《灵枢》同者,皆用《素问》,而不用《灵枢》,因《素问》所引经文,多出《灵枢》,是《灵枢》在前,《素问》居后,踵事增华,故其文义为尤详也;所分九类,虽有删节,两段落依旧,并注明出于某篇,不致谬为参错,至于入选的,总以期其适用而止;所有加注,十之七均选自王冰、马莳、吴昆、张志聪四家,十之三略陈述自己的意见,或节其繁芜,或辨其谬误,或畅其文义,或详其未悉,或置为缺疑,务令语简义明,所以名为《约注》。

总之,汪昂的《素问灵枢类纂约注》,在《素问》、《灵枢》分类节注中,不失为善本。

4. 沈又彭的《医经读》

沈又彭的《医经读》,是类分中最简明的选本,它分做"平、病、诊、治"四类。平,指腑脏气血等的正常生理,取义于《素问·平人气象论》;病,包括病机、病证;诊,即诊法;治,即治则。换言之,即脏腑、疾病、诊法、治则四大类。从实际运用来看,分类虽不多,却是最恰切的。惜其所选的内容,并不如滑、李、汪诸家选的精当。例如,他在"平集"类选列的第一条是《素问·上古天真论》"昔在黄帝,生而神灵,弱而能言,幼而徇齐,长而敦敏,成而登天。"这几句话原出

《大戴礼》,在《素问》开首选用它,有其一定的意义。沈氏的"平集"开首仍选用它,可说对于脏腑生理,毫不相关,便没有什么道理了。

(三)调整篇次分类法

对两经各篇原文的内容完全不动,只是将其篇次予以重行类分,诸家中惟黄元御独用此法,兹将黄元御对两经分类的安排,分别胪列于下。

1.《素问悬解》的分类

养生类:上古天真论、四气调神论、金匮真言论、生气通天论、阴阳应象大论。

藏象类:十二藏相使论、五藏别论、五藏生成、藏气法时论、宣明五气。

脉法类:经脉别论、三部九候论、平人气象论、脉要精微论、玉机真藏论、通评虚实论、诊要经终论、玉版论要、阴阳别论、大奇论。

经络类:阴阳离合论、血气形志、太阴阳明论、脉解、阳明脉解、皮部论、经络论。

孔穴类:气穴论、气府论、水热穴论、骨空论。

病论类:风论、痹论、痿论、厥论、咳论、疟论、热论、评热病论、举痛论、气厥论、逆调论、腹中论、病能论、奇病论、标本病传论、本病论(王冰注亡。黄氏自《玉机真藏论》"五藏相通"句起至"传乘之名也"句止移此)。

治论类:汤液醪醴论、移精变气论、异法方宜论。

刺法类:宝命全形论、针法、八正神明论、离合真邪论、四时刺逆从论、刺法论(王注亡,黄氏自《诊要经终论》篇首至"此刺之道也"句止移此)、刺志论、刺禁论、刺要论、刺齐论、长刺节论、调经论、缪刺论、刺疟、刺热、刺腰痛。

雷公问类:阴阳类论、著至教论、示从容论、疏五过论、征四失论、方盛衰论、解精微论。

运气类:六节藏象论、天元纪大论、五运行大论、六微旨大论、气交变大论、五常政大论、至真要大论、六元正纪大论。

2.《灵枢悬解》的分类

刺法类:九针十二原、小针解、九针论、官针、终始、官能、刺节真邪、逆顺、行针、血络论、论勇、论痛、五邪、五乱、五禁、玉版、师传、外揣、禁服。

经络类:经脉、经别、经筋、经水、阴阳清浊、本输、根结、标本(原注:旧本误名卫气,按经文正之)、动输、背腧、四时气、逆顺肥瘦。

营卫类:脉度、五十营、营气、卫气行、卫气失常、营卫生会。

神气类:本神、决气、津液五别(原注:旧本误作《五癃津液别》,按经文正之)。

藏象类:海论、肠胃、平人绝谷、五味、五味论、骨度。

外候类:本藏、五阅五使、五色、天年、寿夭刚柔、五变、论疾诊尺、阴阳系日月、通天、阴阳二十五人、五音五味。

病论类:口问、大惑论。

贼邪类:九宫八风、岁露论、贼风、邪客。

疾病类:百病始生、邪气藏府病形、病本、病传、淫邪发梦、顺气一日分为四时、杂病、胀论、水胀、周痹、上膈、忧恚无言、癫狂、厥病、寒热、寒热病、热病、痈疽。

破篇以分类,取其义之可类者而分之,自较易易,若元御移整篇以类分,义能合者固有,其不能合者,强以类从,则不免有削足适履之嫌。至谓《本病论》未亡,在《玉机真藏论》中;《刺法论》亦未佚,在《诊要经终论》中。此为一家之言可见,若揆诸古义,则未必如此。

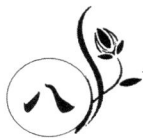

八 专题发挥《黄帝内经》诸家

从上述诸家对《黄帝内经》的分类来看,《素问》、《灵枢》两部分内容,基本上是包括了中医学基础理论的各个方面。因而历代不少医家各就其所长,选择其中的某一个或几个主题,进行发挥,竟成为一家之言,做出了出色的成绩。例如:秦越人之著《难经》,主要是发挥《素问》、《灵枢》的"经脉"和"脉诊"的；张仲景之著《伤寒论》，主要是阐发《素问》、《灵枢》的热病证治；皇甫谧之著《甲乙经》，主要是阐发《素问》、《灵枢》的经脉、俞穴、针刺；华佗之著《中藏经》，把《素问》、《灵枢》中的脏腑寒热虚实辨，整理出一个系统来；王叔和之著《脉经》，在《难经》、《伤寒论》的基础上，对《素问》、《灵枢》的"脉法"做了进一步的整理提高等。其他如刘完素之著《宣明论方》，骆龙吉、刘浴德、朱练之著《内经拾遗方论》，陈无咎之著《明教方》，对于《素问》、《灵枢》的杂病，结合临床来研究，都取得不同的成就。这些都是我们今日研究《黄帝内经》很值得取法的。

（一）秦越人与《难经》

战国时的秦越人，取《素问》、《灵枢》中有关经脉、脏腑的文献发挥为《八十一难经》，其中尤以发挥"经脉"内容为主，而"经脉"之中又以发挥"脉法"最有成就，为后世所称颂。故圭斋欧阳氏说："切于手之寸口，其法自秦越人始，盖为医者之祖也。"（《难经本义·汇考》引）《难经》所言"脉法"，主要见于《难经》"一难"至"二十二难"，其中有所发明者如下。

1. "独取寸口"之说

秦越人提出"独取寸口"，并分寸、关、尺三部。《素问·五藏别论》仅言"气口何以独为五藏主?"并没有说"独取寸口"，而秦越人以寸口为"脉之大会"，又是"五脏六腑之所终始"，故可以独取之。《素问》切脉的三部，是言头、手、足，不是寸、关、尺，偶亦谈"尺脉"，并未与"寸"相对而言，全书更没有提到"关脉"。至说"从关至尺，是尺内，阴之所治也，从关至鱼际，是寸口内，阳之所治也"这种提法，显然是从秦越人开始的。

2. 以菽法权轻重

《难经·五难》说："脉有轻重何谓也? 然，初持脉如三菽之重，与皮毛相得者，肺部也；如六菽之重，与血脉相得者，心部也；如九菽之重，与肌肉相得者，脾部也；如十二菽之重，与筋平者，肝部也；按之至骨，举指来疾者，肾部也。故曰轻重也。"日人丹波元简《脉学辑要》解释说："菽，小豆也。三菽者，每部一菽也；六菽者，每部两菽也；九菽、十二菽仿此。"《素问·经脉别论》说："气归于权衡，权衡以平。"好比天秤，以一菽置于一端，则一端低下若干，以比手指在脉口按下若干。所以丹波的解释，还是近情合理的。总之，用菽法来说明指按的轻重，主要是说明指按之力宜轻，而不宜过重，这个精神是很可取的。

3. 呼吸定息分脉之阴阳

《难经·四难》说："脉有阴阳之法何谓也？然，呼出心与肺，吸入肾于肝，呼吸之间，脾受谷味也。其脉在中。"呼出为阳，吸入为阴；心肺为阳，肝肾为阴，各以部位的高下而应之。一呼再动，心肺所主；一吸再动，肝肾所主；呼吸定息脉五动，闰以太息，为脾所主。所谓"其脉在中"，即指脉应于阴阳呼吸之间而言。一般所谓"肺主出气"、"肾主纳气"即源于此。

（二）张仲景与《伤寒论》

后汉张仲景据《素问·热论》"热病者，皆伤寒之类"，"伤于寒也，则为病热"之说，认为所伤的寒邪，应该是病因，所出现的发热症状，是寒邪为病的反应。则伤寒为因，病热是果，"因"是病变的本质，"果"是病变的现象，辨识疾病，当然要抓住病变的本质，便把这一性质发热的病叫做"伤寒"，而不再叫"热病"。并在他的名著《伤寒论》中一再强调："太阳之为病，脉浮，头项强痛而恶寒。""太阳病，或已发热，或未发热，必恶寒、体痛、呕逆、脉阴阳俱紧者，名为伤寒。""病有发热恶寒者，发于阳也；无热恶寒者，发于阴也。"说明"恶寒"这一症状，是伤寒病的主要表现，而"发热"反而退居第二位。根据临床实践，仲景这一认识是完全符合客观实际的，是非常正确的。

《素问·热论》对热病的辨证，是以三阴三阳为纲的，它说："伤寒一日，巨阳受之，故头项痛、腰脊强；二日，阳明受之，阳明主肉，其脉夹鼻络于目，故身热、目疼而鼻干，不得卧也；三日，少阳受之，少阳主胆，其脉循胁络于耳，故胸胁痛而耳聋。三阳经络皆受其病，而

55

未入于藏者,故可汗而已。四日,太阴受之,太阴脉布胃中络于嗌,故腹满而嗌干;五日,少阴受之,少阴脉贯肾络于肺,系舌本,故口燥、舌干而渴;六日,厥阴受之,厥阴脉循阴器而络于肝,故烦满而囊缩。三阴三阳,五藏六府皆受病,营卫不行,五藏不通,则死矣。"

张仲景对伤寒病的辨证,仍然是用三阴三阳为纲的。故《伤寒论》说:"太阳之为病,脉浮,头项强疼而恶寒。""阳明之为病,胃家实是也。""少阳之为病,口苦,咽干,目眩。""太阴之为病,腹满而吐,食不下,自利益甚,时腹自痛,若下之,必胸下结硬。""少阴之为病,脉微细,但欲寐。""厥阴之为病,消渴,气上撞心,心中疼热,饥而不欲食,食则吐蛔,下之利不止。"

两相比较,《素问·热论》的三阳经症状,都是仲景的太阳证。《素问·热论》的三阴经症状,都是仲景的阳明承气证。而仲景的少阳证和三阴证,都为《素问·热论》所无。仲景的这一辨证方法,一直指导中医在临床上的运用。说明仲景在《素问·热论》的基础上,结合临床实践,有所去取,有所提高。所以柯琴曾经加以评论说:"《热论》之六经(三阴三阳),专主经脉为病,但有表里之实热,并无表里之虚寒……但有可汗可泄之法,并无可温可补之例……仲景之六经,是分六区地面,所该者广……凡风寒温热,内伤外感,自表及里,有寒有热,或虚或实,无乎不包。"(《伤寒论翼·六经正义》)

的确,仲景的六经辨证方法,可用于多种疾病,不局限于伤寒或热病,指导临床,行之有效,比之《素问·热论》从理论上有较大的提高,对临床的指导价值不能同日而语。

(三)华佗与《中藏经》

后汉华佗所著的《中藏经》及《内照法》,专以发挥《素问》、《灵枢》的色诊、脉诊,以及辨脏腑虚实寒热的病证,这是从平脉辨证的角度,研究《素问》、《灵枢》最成系统,而又是最早的著作。其中最有代表性的,莫过于《论五脏六腑虚实寒热生死顺逆之法》。它从《素问》的《玉机真藏论》、《平人气象论》、《藏气法时论》、《脉解》,《灵枢》的《经脉》、《本藏》、《本神》、《淫邪发梦》、《邪气藏府病形》

等篇来加以分析、归纳,并贯穿着他本人的临床经验而成就了《中藏经》。

例如辨肝脏的脉证,首先,明确肝的生理属厥阴,主春气,与少阳胆腑互为表里,并以"嫩而软,虚而宽"描述了肝主柔和、疏泄的生理特征。其次,分析肝主弦脉,而有弦长、弦软、弦实、弦虚之不同,及其所主太过、不及的病变。又其次,从肝的病脉缓、急、大、小、滑、涩六个方面,提出其不同的主证。再其次,分析肝病的发展和转归,最后列出肝中寒、肝中热、肝虚冷三大证候。其他脏腑详略虽有不同,体例都大致如此。

《素问》、《灵枢》所言肝的脉证,或其他脏腑的脉证,固然要比华佗详备,但都是分散杂述于若干篇章之中的,并不成体系。自华佗第一次以脉证为中心,分述五脏六腑的寒热虚实病证以后,孙思邈的《千金要方》、张元素的《医学起源》咸宗之,而为脏腑辨证之所本。双流张骥说:"华佗之学,精于张机,今取《中藏》、《内照》二篇读之,其所著论,往往与《灵》、《素》、《难经》相为表里。"不仅是相为表里的问题,而是华佗在《素问》、《灵枢》的基础上,把脏腑辨证的理论系统化,并大大地提高了一步。

(四)王叔和与《脉经》

西晋王叔和所著《脉经》,是现存最早的一部讨论脉学的专书。它除对《素问》、《灵枢》所言脉法,进行一番整理外,复取《难经》、《伤寒论》、《四时经》加以充实。《四时经》即《隋志》所载《三部四时五脏辨诊色决事脉》,书已佚,今仅见于《脉经》中。《素问》、《灵枢》、《伤寒论》所言单见脉象数十种,复出脉象竟达数百种,经过王叔和的整理,定为二十四种:

浮脉:举之有余,按之不足。

芤脉:浮大而软,按之中央空,两边实。

洪脉:极大在指下。

滑脉:往来前却流利,展转替替然,与数相似。

数脉:来去促急。

57

促脉:来去数,时一止复来。

弦脉:举之无有,按之如弓弦状。

紧脉:数如切绳状。

沉脉:举之不足,按之有余。

伏脉:极重指按之,著骨乃得。

革脉;有似沉伏,实大而长,微弦。

实脉:大而长,微强,按之隐指幅幅然。

微脉:极细而软,或欲绝,若有若无。

涩脉:细而迟,往来难且散,或一止复来。

细脉:小大于微,常有,但细耳。

软脉:极软而浮细。

弱脉:极软而沉细,按之欲绝指下。

虚脉:迟大而软,按之不足,隐指豁豁然空。

散脉:大而散。散者,气实血虚,有表无里。

缓脉:去来亦迟,小驶于迟。

迟脉:呼吸三至,去来极迟。

结脉:往来缓,时一止复来。

代脉:来数中止,不能自还,因而复动。脉结者生,代者死。

动脉:见于关上,无头尾,大如豆,厥厥然动摇。

王叔和定出二十四种单见脉,也就是二十四种基本脉象,每种脉象并作了简明的解释,为后世言脉的唯一根据。《难经》仅言寸关尺三部,王叔和又从而述之,并引据《脉法赞》以五脏六腑分配于三部,左寸心与小肠,左关肝与胆,左尺肾与膀胱;右寸肺与大肠,右关脾与胃,右尺与左尺同。除六腑的配属,后世略有争议外,五脏配属一直以此为准,其影响后世之深,可以概见。

叔和还从脏腑虚实所见之证,结合寸关尺所见虚实之脉,并按脏腑的表里关系,分别予以叙述,这样脉证结合,使人更易于运用于临床,但却引起喻昌的微议。金山钱熙祚为之辩曰:"王叔和取《素》、《灵》以下诸家论脉之文,分类编次,为《脉经》十卷,宋林亿称其若网在纲,有条不紊。使人占外以知内,视死而别生,可谓推崇之至矣。而西昌喻氏则谓于汇脉之中,间一汇证,不该不贯。抑知形有盛衰,邪有微甚,一证恒兼数脉,一脉恒兼数证,故论证不论脉不备,论脉不论证不明,王氏汇而编之,深得古人微旨。"(《金山钱氏学刻书目》)钱氏的说法是正确的,言脉不遗证,不能说不是叔和的卓识。

(五)皇甫谧与《甲乙经》

皇甫谧精于针灸学,他把《素问》、《灵枢》有关经脉、俞穴、针法几部分的内容,与当时还存在的《明堂孔穴针灸治要》综合起来,以类相从,撰成《针灸甲乙经》十二卷。第一卷,总述脏腑气血津液凡十六论;第二卷,概叙经脉经筋凡七篇;第三卷,综列全身六百五十四穴;第四卷,脉法三篇;第五卷,分论针灸大法七篇;第六卷,分析病机十二论;第七卷以下,列叙病证四十八篇。

《甲乙经》将《素问》、《灵枢》一变而为针灸专科典籍。因此,皇甫氏的《甲乙经》一直是今天仅能见到的最古老的针灸书。特别是书中把胸、腹、头、背部的俞穴,均从体表划分几根线来排列。例如:背自第一椎循督脉下行至脊骶,凡十一穴,这是正中线;背自第一椎两旁夹脊各离一寸五分下至节,凡四十二穴,这是第一旁行线;背自第二椎两旁夹脊各距三寸,行至二十一椎下两旁夹脊,凡二十六穴,是为第二旁行线。这样寻找俞穴,便利而准确。自从皇甫氏创此先例以后,唐甄权《明堂图》,孙思邈《千金方》,均宗其例,实为俞穴图的一大改革。

但后来竟引起黄以周的非议,他说:"人之一身,无非三阴三阳及督任诸脉为之经络,欲治其病,必先原其何经所发,而后按其孔穴,施以针灸,此古道也。后人苦经脉之难觅,孔穴之难检,以《甲乙经》法为简易,遂群焉宗之,往往有知其穴而不知其经,知其治而不知其病之所发,忘本逐末,弊一至此。且《甲乙经》既以人身分部,独于手足题十二经之名,岂十二经专属手足,而头面肩背胸腹之穴,无关于十二经乎!此皇甫谧之疏也。"其实,皇甫谧所记载的每一俞

59

穴,都注明了所属经脉的。例如:"肓门,在第十椎下两傍各三寸,入肘间,足太阳脉气所发。刺入五分,灸三壮。""天鼎,在缺盆上,直扶突,气舍后一寸五分,手阳明脉气所发。刺入四分,灸三壮。"这样怎会造成"知其穴而不知其经,知其治而不知其病之所发"呢?

总之,皇甫氏这一创新的检穴法,对于临床取穴是很便利的。

(六)刘完素与《宣明论方》

《素问》《灵枢》叙述病症一百余种,对于病机之阐发,治则之确立,制方之大法,针刺之详分缕析,一直为历代医家之所矜式。独于针对病症的具体处方,却忽焉不详。两经中之所可指者,不过汤液醪醴、生铁落饮、左角发酒、泽泻饮、鸡矢醴、治口甘方、乌贼骨丸、豕膏、半夏汤、菱翘饮、马膏膏法、棉布熨法十二方而已。

金代刘完素在其所著的《宣明论方》的第一、二卷中,汇集《素问》所述六十一个病症,分别予以对症处方,这算是从临证角度来探讨《黄帝内经》病症较早的一个。他在《素问玄机原病式》的序文里说:"本乎三坟之圣经,兼以众贤之妙论,编集运气要妙之说,十万余言,九篇三部,勒成一部,命曰《内经运气要旨论》,备见圣贤之用矣。然,妙则妙矣,以其妙道,乃为对病临时处方之法,犹恐后学未精贯者,或难施用,复宗仲景之书,率参圣贤之说,推夫运气造化自然之理,以集伤寒杂病脉证方论之文,一部三卷,十万余言,目曰《医方精要宣明论》。"

从序文中得知,刘完素是在著好《内经运气要旨论》的基础上,再著这《宣明论方》的,除对《素问》六十一病症各系方药外,还有十余门许多杂病。所以他才提到"集伤寒杂病脉证方论之文",其所列病症选用诸方,试略例举如下。

结阳证,主四肢。四肢肿,热胜则肿,四肢者,谓诸阳之本,阳结者,故不行于阴脉,阴脉不行,故留结也,犀角汤主之。治结阳,四肢肿满,热菀不散,或毒攻注,大便秘涩。犀角、玄参、连翘、柴胡各半两,升麻、木通各三钱,沉香、射干、甘草各一分,芒硝、麦门冬各一两。

结阴证,主便血。结阴便血一升,再结二升,三结三升,以阴气内结,故不得通行,血气无宗,渗入肠下,致使渐多。地榆汤主之,治阴结下血不止,渐渐极多,腹痛不已。地榆四两,甘草三两(半炙半生),缩砂仁七枚。

结阳证、结阴证,在《素问·阴阳别论》中仅简单地说:"结阳者,肿四肢;结阴者,便血一升,再结二升,三结三升。"刘完素结合其临证经验,把两证的临床见症、病变机制、治疗方药,都具体地胪列出来,以示后人。像这种理论联系实际的方法,是很有现实意义的。

(七)骆龙吉与《内经拾遗方论》

上述刘完素所集病症,并各系以方药,仅限于《素问》中的一部分。后有骆龙吉者,集《素问》、《灵枢》的六十二病症,亦各系以方药,名曰《内经拾遗方论》,其选方多采自刘完素、张元素、朱震亨、李东垣、王好古、罗天益、吴昆诸家。其对于每一病症的病机分析,及其处方,较河间尤为贴切,足见临床经验之丰富。如"痛痹"之用"乌头汤","飧泄"之用"调中益气汤","结阴"之用"艾梅饮"等,均足以证之。

(八)刘浴德、朱练与《重订骆龙吉内经拾遗方论》

至明代万历年间,有刘浴德、朱练二氏,在《内经拾遗方论》的基础上,又续于《素问》、《灵枢》两经中增辑八十八病症,合共一百五十病症,名曰《重订骆龙吉内经拾遗方论》。《黄帝内经》中所述病症,基本上都列入了,二氏于所列诸病症虽无甚发明,但选用诸方,却平正适宜。

(九)陈无咎与《明教方》

论病必宗《黄帝内经》,并以征诸实验者,在近代医家中,当推陈无咎。无咎私淑河间、丹溪之学,曾于临证实践中阐发《素问》、《灵枢》病症一百例,著成《明教方》,以实验征诸学理,一以《黄帝内经》为依据。试举两例如下。

"郑缝工,痈肿症,主血郁。《素问·生气通天论》曰:'营气不从,逆于肉理,乃生痈肿。'(王注:营逆则血郁,血郁则热紧为脓,故为痈肿)今风府生痈,红肿燋痛,正是血郁上逆,俗名对口,此处与人迎相对,溃烂则脉断腧裂而死。宜一物石藤饮。石蚕龙藤四两,煎浓汁频频饮之,一剂轻,三剂已。"

"徐氏妇,伏梁证,主心肾。《素问·腹中论》曰:'人有身体髀、股、胻皆肿,环脐而痛,是为何病? 曰:病名伏梁,以风根也。其气溢于大肠,而着为肓,肓之原在脐下,故环脐而痛也,不可动之,动之为水溺涩之病。'今六脉沉伏,心肾尤涩,舌苔薄白,血不归心,气不归肾,心下有积,大如儿臂,环脐而痛,名曰伏梁。病由于风入肾宫,大肠气壅,更因脑郁伤心,血凝不散,积久成形,不宜攻下,应通肓丸:炙没药二钱,姜黄连、炒丹参、姜厚朴各一钱,当归尾五钱,川郁金、炒香附末、炙乳香各七分,木通、焦于术各钱半,三七五分。"

总之,陈无咎论病必本于《黄帝内经》,而处方则多为自制新方,并都通过实践而证明其理,检验其方,于近代医家中实独树一帜,不仅有河间之遗绪,并凌驾于《内经拾遗方论》诸人之上矣。

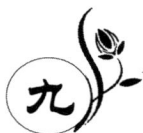

九 《黄帝内经》的学术思想

(一)阴阳学说

我国早在春秋时代已有一种朴素唯物主义的元素论,企图以阴阳五行来说明世界万物的成因。《黄帝内经》作者吸收了这一思想后,一方面固然以之贯彻其朴素的唯物主义精神,另一方面还从中体现了自发的辩证法思想。

首先,认为人类生命变化是按照阴阳的对立法则进行的,因而人体本身就是个阴阳对立的统一体。故《素问·金匮真言论》说:"夫言人之阴阳,则外为阳,内为阴;言人身之阴阳,则背为阳,腹为阴;言人身之藏府中阴阳,则藏者为阴,府者为阳;肝、心、脾、肺、肾五藏皆为阴,胆、胃、大肠、小肠、膀胱、三焦六府皆为阳。"身内与身外,是相互对立的,故有"内"必有"外"。人身诸阳经之脉皆行于背,故背为阳,诸阴经之脉皆行于腹,故腹为阴,背与腹是相互对立的,故有"背"必有"腹"。五脏主生精而内藏,六腑主传化而外泄,阴脏阳腑亦是相互对立的,故有"脏"必有"腑"。这身内身外、背腹、脏腑,尽管它们是阴阳对待不同的两个方面,但统一起来却发挥其相辅相成的作用。对立统一的协调,就能维系人体生命的健康,所谓"阴平阳秘,精神乃治"也。假使对立统一遭到了破坏,生命的活动就会发生病变,亦所谓"阴阳离决,精气乃绝"也。

其次,还指出"阴"和"阳"的对立是相对的,而不是绝对的。所以两者之间,经常会表现为互相蕴涵,不可截然分割的关系。正如《素问·金匮真言论》所说:"阴中有阴,阳中有阳。平旦至日中,天之阳,阳中之阳也。日中至黄昏,天之阳,阳中之阴也。合夜至鸡鸣,天之阴,阴中之阴也。鸡鸣至平旦,天之阴,阴中之阳也。故人亦应之。""背为阳,阳中之阳,心也;背为阳,阳中之阴,肺也;腹为阴,阴中之阴,肾也;腹为阴,阴中之阳,肝也;腹为阴,阴中之至阴,脾也。此皆阴阳、表里、内外、雌雄相输应也,故以应天之阴阳也。"这就告诉我们辨识"阴"与"阳"的对立,都不能绝对化。"阴、阳"这两个方面,总是互为其根的,如截然分开,便失其对立统一的意义。如既以"白天"为阳,"夜晚"就为阴了,但中午以前为阳气之最盛,中午以后为阳气之渐衰,故前者为"阳中之阳",后者为"阳中之阴";夜半以前为阴气之最盛,夜半以后为阴气之渐衰,故前者为"阴中之阴",后者为"阴中之阳"。又如,既以背腹分阴阳,而五脏都属阴矣,但心和肺脏均位于膈上而系于背,故为背之二阳脏,唯心以离火为用,肺以清金治节,因之又有"阳中之阳"与"阳中之阴"的区别;脾和肝肾均位膈下而系于腹,故为腹之三阴脏,唯脾属中土而主运化,为阴阳上下之枢,因称之为"至阴"("至"即上下往复之义,如"冬至"一阳复始,名之曰"至","夏至"一阴复生,亦名之曰"至",其义均同),肾属水而藏阴精,是曰"阴中之阴",肝属木而同少阳,是曰"阴中之阳"。凡此阴阳中又分阴阳,无论在自然界,在人体,都是一样的,而没有绝对的"阴"或"阳"。

63

又其次,阴与阳两个对立面,在其运动过程中,往往是互为转化的。如《灵枢·营卫生会》说:"故太阴主内,太阳主外,各行二十五度,分为昼夜。夜半为阴陇,夜半后而为阴衰,平旦阴尽而阳受气矣。日中为阳陇,日西而阳衰,日入阳尽而阴受气矣。夜半而大会,万民皆卧,命曰合阴,平旦阴尽而阳受气,如是无已,与天地同纪。"这是言人身营气、卫气的运行,白天黑夜,阴经阳经,是相互转化的。营气的运行,始于手太阴肺经,尽历六阴经,而复会于手太阴肺经,都在夜,是为"太阴主内"。卫气的运行,始于足太阳膀胱经,尽历六阳经,而复会于足太阳膀胱经,都在昼,是为"太阳主外"。平旦之时,由阴转阳;日入以后,由阳转阴。人身营卫气运行的这种阴阳转化的规律,与大自然界的阴阳转化规律,殊无二致。是谓"与天地同纪"。自然界的阴阳转化,最显明的,莫如气候的变易。《灵枢·论疾诊尺》说:"四时之变,寒暑之胜,重阴必阳,重阳必阴,故阴主寒,阳主热。故寒甚则热,热甚则寒。故曰:寒生热,热生寒,此阴阳之变也。"阴寒、阳热,是阴阳的正气。寒之至极而生热,是从阴转变为阳的征象,在四时,则秋冬尽而春夏生;热之至极而生寒,是以阳转变为阴的征象,在四时,则春夏去而秋冬来。这种寒暑互易的阴阳变化,正所谓"物极谓之变"也。邵康节说:"动之始则阳生,动之极则阴生;静之始则柔生,静之极则刚生。"都是在说明物极必反,阴阳两个对立面,运动而至于极点,必转化而为相反的一面的道理。

以上是《黄帝内经》以元素论、朴素的唯物论主义阴阳学说为基础,结合当时的自然科学,尤其是医学科学,阐发阴阳,说明事物两个方面的对立统一。而两个对立面又是互相蕴涵的,相对的,不是绝对的。两个对立面在发展过程中,到了一定的程度,必然互为转化,一变而为相反的一面。这种自发的辩证法思想,比元素论实提高了一大步。

(二)五行学说

至于元素论的五行说,《黄帝内经》主要从其"生治"与"承制"两方面,来说明事物都是相互联系的,而每一事物又是不可分割的整体。《素问·六微旨大论》说："显明之右，君火之位也；君火之右，退行一步，相火治之；复行一步，土气治之；复行一步，金气治之；复行一步，水气治之；复行一步，木气治之；复行一步，君火治之。相火之下，水气承之；水位之下，土气承之；土位之下，风气承之；风位之下，金气承之；金位之下，火气承之；君火之下，阴精承之。""亢则害，承乃制，制则生化，外列盛衰；害则败乱，生化大病。"

从"显明之右"到"君火治之"，是言五行的相生，其顺序为木生火，火生土，土生金，金生水，水生木，木又生火，以至往复无穷。为什么以这样为相生顺序？其间又如何相生呢？这是按照一年春、夏、长夏、秋、冬五个季节的顺序变迁而立说的。如《素问·玉机真藏论》云："春脉者，肝也，东方木也，万物之所始生也。""夏脉者，心也，南方火也，万物之所以盛长也。""秋脉者，肺也，西方金也，万物之所以收成也。""冬脉者，肾也，北方水也，万物之所以合藏也。""脾为孤藏，中央土以灌四傍。"土，虽然说得不够明确，但《素问·藏气法时论》却明白指出"脾主长夏。"全元起注云："脾主中央，六月是十二月之中，一年之半，故主六月也"。王冰注云："长夏谓六月也，夏为土母，土长于中，以长而治，故云长夏。"以此而知所谓木生火，即由春而夏；火生土，即由夏而长夏；土生金，即由长夏而秋；金生水，即由秋而冬；水生木，即由冬而春。如此五个季节，顺序相生，实为自然变化的规律所在。"生"即奉养之义。所以在《素问·四气调神大论》中，秋之于冬，则曰"奉藏"；冬之于春，则曰"奉生"；奉之于夏，则曰"奉长"，此即相生之义也。一年五季，春木、夏火、长夏土、秋金、冬水，以次相生，则春生、夏长、长夏化、秋收、冬藏的生化，便秩然不紊，所以叫做"治"。

"从相火之下"到"火气承之"，是五行的"承制"关系，一般称为"相克"，其规律是，金克木，木克土，土克水，水克火，火克金。所谓克，即是"克制"，亦即"制约"。所以王履解释说："承，犹随也。然不言随，而曰承者，以下言之，则有上奉之象，故曰承。虽谓之承，而有防之之意存焉。亢者，过极也……其不亢则随之而已，故虽承而

65

不见。既亢,则克胜以平之,承斯见矣。"(《医经溯洄集》)

为什么"五者"之间要这样相互承制呢? 黄元御则谓:"相克者,制其太过也。木胜发散,敛之以金气,则木不过散;火性升炎,伏之以水气,则火不过炎;土性润湿,疏之以木气,则土不过湿;金气以敛,温之以火气,则金不过收;水性降润,渗之以土气,则水不过润。皆气化自然之妙也。"(《四圣心源·五行生克》)于此知道五行间的相互制约,主要是防其太过,以维系正常。如果是已经发生了太过的情形,也可以通过制约的作用,抑其太过,以回复正常。

可见"相生"与"相克",是维系事物正常发展不可分割的两个方面。黄元御还说:"其相生相克,皆以气而不以质也,成质则不能生克矣。"意思就是说,言生克的五行,已经是从认识事物的本质抽象出来的理性知识,而成为分析事物相互关系的一种方法,不再是指五种实物的本体了,正如《素问·至真要大论》所谓:"以名命气,以气命处,而言其病。"如肝以柔和为佳,富含生发之机,便以能曲能直的"木"名之;脾以运化为事,为生化精气之源,便以化生万物之"土"名之。因此,虽言肝木,绝不能与松柏并为一谈;虽言脾土,亦不能与田地混为一事。这一点很重要,言五行而不知此,势必穿凿附会,曲之为说,终不能得其生克的精义。

(三)整体观

统一整体观,也是《黄帝内经》里主要学术思想之一。它首先认为人体内部是个统一的整体,体内任何一个或大、或小的组织,都是互有联系,而不可能是孤立的。《素问·阴阳应象大论》说:"上古圣人,论理人形,列别藏府,端络经脉,会通六合,各从其经,气穴所发,各有处名,溪谷属骨,皆有所起,分部逆从,各有条理,四时阴阳,尽有经纪,外内之应、皆有表里。"

这指出凡言人的形体、脏腑、经脉,气穴、溪谷等等,既要分别了解它们的所发、所属、所起,更要知道它们彼此间的内外相应,六合会通,逆从分部,表里关系之所在。所以尽管人体的一脏、一腑、一经、一络、一气穴、一溪谷,都有它不同的功能,而且都能正常地进行其不同的功能活动。首在于它们相互间的关系能够维持正常才行。故《素问·灵兰秘典论》说："十二藏之相使，贵贱何如？""心者，君主之官也，神明出焉；肺者，相傅之官，治节出焉；肝者，将军之官，谋虑出焉；胆者，中正之官，决断出焉；膻中者，臣使之官，喜乐出焉；脾胃者，仓廪之官，五味出焉；大肠者，传道之官，变化出焉；小肠者，受盛之官，化物出焉；肾者，作强之官，伎巧出焉；三焦者，决渎之官，水道出焉；膀胱者，州都之官，津液藏焉，气化则能出矣。凡此十二官者，不得相失也。故主明则下安，以此养生则寿，殁世不殆，以为天下则大昌。主不明则十二官危，使道闭塞而不通，形乃大伤，以此养生则殃。"

所论明确了三个问题：第一，十二脏腑，各有专司，功能既不同，职责即互异；第二，十二脏腑之间，它们是相互为用的，也就是所谓"相使"，但是其"相使"之间各有"贵贱"，即有大有小、有直接、有间接、有主要、有次要的不同区别；第三，十二脏腑不同功能的配合，竟成为一个统一的整体，主要是由于"气化"的共同作用，尤其是阳气，所谓"主明"、"主不明"，就是指阳气的盛或衰而言。其中"阳气"尤为重要，心为离火，属阳中之阳，主明而阳盛，则气化正常，十二脏腑的作用，就能维持正常，"相使"不替；主不明而阳衰，则气化不足，十二脏腑的功能，可能要生故障，以致"相使"常乖。关于这一点，赵献可颇有发挥，不过他强调"君主"为命门而已。

同时，人这个整体与外在环境又有密切的关系。外在环境无时无刻不是在变化之中，而人体内的生理功能，一方面需要外在的变化来帮助体内的功能活动，另一方面如外在变化有不利于功能活动时，体内却能相应的发生种种活动来与之适应。正如《素问·六节藏象论》所说："天食人以五气，地食人以五味。五气入鼻，藏于心肺，上使五色修明，音声能彰；五味入口，藏于肠胃，味有所藏，以养五气。气和而生，津液相成，神乃自生。"

自然界五气的变化，曰：臊、焦、香、腥、腐。臊气入肝，焦气入心，香气入脾，腥气入肺，腐气入肾。五味的变化，曰：酸、苦、甘、辛、咸。酸味入肝,苦味入心,甘味入脾,辛味入肺,咸味入肾。五气五味入于人体,或从肺以及于诸脏腑,或从胃以及于诸脏腑,都能有助于生理功能的正常进行。所谓"神",即指脏腑功能的高度活动而言。不仅此也,自然界一年几个季节中的气候变化,对人体脏腑的功能活动,都有不同的帮助。仍如《素问·六节藏象论》所谓:"心者,生之本,神之变也,其华在面,其充在血脉,为阳中之太阳,通于夏气。肺者,气之本,魄之处也,其华在毛,其充在皮,为阳中之太阴,通于秋气。肾者,主蛰,封藏之本,精之处也,其华在发,其充在骨,为阴中之少阴,通于冬气。肝者,罢极之本,魂之居也,其华在爪,其充在筋,以生血气,此为阳中之少阳,通于春气。脾、胃、大肠、小肠、三焦、膀胱者,仓廪之本,营之居也,名曰器,能化糟粕,转味而出入者也,其华在唇四白,其充在肌,此至阴之类,通于土气。"

夏季火热最盛,有助于心的阳宣;秋季金气正隆,有助于肺的肃降;冬季水寒凝固,有助于肾的蛰藏;春季木气和畅,有助于肝的生发,长夏(土)是一年当中百物盛长、变化成熟的季节,有助于脾胃等器官的消化传导诸作用。这些合适的资助,即所谓"通"也。

又如《灵枢·五癃津液别》说:"天暑衣厚则腠理开,故汗出;寒留于分肉之间,聚沫则为痛。天寒则腠理闭,气湿不行,水下留于膀胱,则为溺与气。"天气变得过于暑热和严寒,对人体都有一定妨碍,但体内的生理功能,尤其是阳气的活动,便因之而产生两种不同的适应性变化。太热了,阳气便充分放散,使肌腠松弛而多排汗;太冷了,阳气便充分内蓄,使肌腠致密而少排汗,必须排的,亦使多从小便而出,这便同样维持了人的常温,而不致于病。甚至在一天的气温变化当中,体内生理功能无时无刻不是在与之作相应的变化。《素问·生气通天论》说:"阳气者,一日而主外,平旦人气生,日中而阳气隆,日西而阳气已虚,气门乃闭,是故暮而收拒,无扰筋骨,无见雾露,反此三时,形乃困薄。"

在一天之中,阳气总是负担起卫外的作用,从平旦到日中,是阳气由弱而强的阶段。自日西而薄暮,是阳气由强而渐次转向衰的阶段。所以人们的劳动多在白昼,而休息多在晚间。自然界的变化与人体生理密切相关,不完全是自然变化之适合,主要是人体功能善于适应自然环境。故《灵枢·岁露》既谓:"人与天地相参也。"而《灵枢·玉版》又说:"且夫人者,天地之镇也,其不可不参乎?""参"即适合之义,其所以能适合,主要的是,在人这方面,并不是自然界的赐予。所以称人为"天地之镇","镇"即重要、主要的意思。

(四)恒动观

恒动观念,在《黄帝内经》的学术思想中,亦处处都有体现。它认为一切物质,包括整个自然界,整个人体,都是永恒地运动着而无休止的。《素问·天元纪大论》说:"所以欲知天地之阴阳者,应天之气,动而不息,故五岁而右迁,应地之气,静而守位,故六期而环会。动静相召,上下相临,阴阳相错,而变由生也。"

动与静,统为物体运动两种不同的形式。即是说,动固为动,静亦何尝不是动。所以宋人朱熹曾指示:"静者养动之根,动所以行其静。"不能把静理解为静止不动。天体属阳,以五行之气运于上,一年行一运,如甲年为土运,经过乙、丙、丁、戊到了己年,又是土运,经过庚、辛、壬、癸,又逢甲年土运,长此运行无已,这就是"五岁右迁,动而不息。"地体属阴,以六节之气运行于下,从大寒到春分,初之气厥阴风木;从春分到小满,二之气少阴君火;从小满到大暑,三之气少阳相火;从大暑到秋分,四之气太阴湿土;从秋分到小雪,五之气阳明燥金;从小雪到大寒,六之气太阳寒水,又交到第二年了。年年如此,毫不错乱。这就是"六气环会,静而守位。"天之运,地之气,这样永恒地有规律的运动,就成为宇宙变化无穷的根源。

自然界的运动,最显著的表现在升和降两个方面。《素问·阴阳应象大论》说:"地气上为云,天气下为雨;雨出地气,云出天气。""清阳上天,浊阴归地,是故天地之动静,神明为之纲纪,故能以生、长、收、藏,终而复始。"《素问·六微旨大论》亦云:"升已而降,降者谓天;降已而升,升者谓地。天气下降,气流于地;地气上升,气腾于天。故高下相召,升降相因,而变作矣。"

69

无论升或降，都是不同形式的运动，而升与降又是互为影响的。所以升降不止，运动无已。人这个物体，也和天地一样，是动而不息。所以《素问·脉要精微论》说："四变之动，脉与之上下。"一年四季的阴阳运动，影响到人体，血脉亦随之而上下运动。体内的血脉，它本来就是有规律的运行着的，如《素问·平人气象论》所云："人一呼脉再动；一吸脉亦再动，呼吸定息脉五动，闰以太息，命曰平人。"由于受到外界气候变化的影响，血脉运动的规律，是要相应地发生变化的。《素问·脉要精微论》云："春日浮，如鱼之游在波；夏日在肤，泛泛乎万物有余；秋日下肤，蛰虫将去；冬日在骨，蛰虫固密，君子居室。"春日阳生，夏日阳盛，故血脉波动，而见不同程度的浮象。秋日阳衰，冬日更衰，血脉的波动，亦因之而现不同程度的沉象。

不仅此也，人体内的种种活动，《黄帝内经》称之谓"神机"。《素问·五常政大论》说："根于中者，命曰神机，神去则机息。"《素问·六微旨大论》亦说："出入废，则神机化灭。"根于中，犹言人的生命之所以能存在，根源于体内种种功能运动，这运动，便是生命之根。如何运动呢？主要表现在呼吸出入方面。如果部分功能失常则为病，整个功能运动停止则死，即所谓"神机化灭"也。动既为生命的泉源，便不能有片刻的不动。就人而言："故非出入，则无以生、长、壮、老、已。"就物而言，"非升降，则无以生、长、化、收、藏。"因为气化升降，为物体运动的主要形式，人和物的运动都是永恒的。正如《素问·六微旨大论》所谓："成败倚伏生乎动，动而不已，则变作矣。帝曰：有期乎？岐伯曰：不生不化，静之期也。"

运动是永恒而无期限的，唯有永恒的运动，才能变化无已时。假使静止而不动，则不生不化，生命便因之而毁灭了。

以上阴阳五行说、整体观、恒动观，贯穿在整个《黄帝内经》的各个部分。所以无论在藏象、病机、诊法、治则等理论中，都能突出地反映出来，而且是几千年来一直被历代医家奉为圭臬，在长时期的实践中获得了验证。研究《黄帝内经》，不首先弄清这些卓越的学术思想,实无以探其奥义。

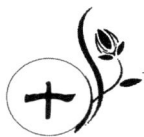

十　《黄帝内经》的理论体系

前述历代医家用分类的方法对《黄帝内经》进行研究,其主要目的,就是在探索《黄帝内经》的理论体系。虽然各家的认识不完全一样,有粗有细,有繁有简,最繁的如杨上善,分做十八类,最简的如沈又彭,分做四类。其中各家的认识较能统一的,就是藏象(包括经络)、病机、诊法(包括四诊)、治则四大学说,且不问四大学说是否可以完全概括《黄帝内经》的理论体系,起码四大学说是《黄帝内经》理论体系的主要内容,这一点是毫无可疑的,兹分别叙述如下。

(一)藏象学说

藏象学说不仅对人体的组织形态进行了细致地观察和描述,并且对人体各个部分的生理、特性及其相互间的关系,都作出了较精当的分析。如《灵枢·经水》说:"若夫八尺之士,皮肉在此,外可度量切循而得之,其死可解剖而视之,其藏之坚脆,府之大小,谷之多少,脉之长短,血之清浊,气之多少,十二经之多血少气,与其少血多气,与其皆多血气,与其皆少血气,皆有大数。"

说明他们对人体构造的了解,是曾经通过尸体解剖的方法来进行的。不过更重要的是,通过无数次的医疗实践,不断认识,加以论证,从而弥补了当时解剖知识的不足,学说的内容亦逐渐丰富起来,达到能指导医疗实践的高度。正如《灵枢·本藏》所说:"视其外应,以知其内藏,则知所病矣。"藏象学说这一理论的体系,可分做脏腑、经络、精气神三部分。而脏腑的内容,又由五脏、六腑、奇恒之府三方面来组成。

1. 脏腑

五脏,即肝、心、脾、肺、肾。《素问·五藏别论》云:"所谓五藏者,藏精气而不泻也,故满而不能实。"《灵枢·本藏》还作进一步的解释说："五藏者，所以藏精、神、血、气、魂、魄者也。"精、血、气，是五脏中存在的最宝贵的物质，故虽满而不厌其实。神、魂、魄，是五脏的功能活动。精、气、血三者，"精"与"血"固无所分，"气"则五脏各有其特性，此又不可不分者。

六腑，即胆、胃、小肠、大肠、三焦、膀胱。《素问·五藏别论》云："六府者，传化物而不藏，故实而不能满也。"除胆为奇恒之府外，凡饮食入胃，经消化后，辗转由小肠而大肠而三焦而膀胱，或吸收，或运化，或分泌，是其所谓"实"，及至清浊攸分，清者行诸经，浊者经两肠、膀胱导之于体外，此其所以不能"满"，"满"则必为传导之有所失。

奇恒之府，即脑、髓、骨、脉、女子胞并胆。奇者，异也。恒者，常也。犹言六者虽名之曰腑，而其实却有异于胃肠等常腑。《素问·五藏别论》云："此六者地气之所生也，皆藏于阴而象于地，故藏而不泻，名曰奇恒之府。""地气"犹言阴气。脏腑的阴阳关系，脏为阴，腑为阳，而奇恒之府，虽名曰府，实不属阳而属阴，此其有异于常腑者一。脏与腑的基本分别是，五脏藏而不泻，六腑泻而不藏。而奇恒之府，虽名曰府，其作用却同于五脏，主藏而不主泻，此其有异于常腑者二。

脏腑虽由于功能的不同，而有攸分，但它们究竟不是各自孤立的，而是分工合作，彼此有相互为用的关系。如《素问·五藏生成》说："心之合脉也，其荣色也，其主肾也。肺之合皮也，其荣毛也，其主心也。肝之合筋也，其荣爪也，其主肺也。脾之合肉也，其荣唇也，其主肝也。肾之合骨也，其荣发也，其主脾也。""故心欲苦，肺欲辛，肝欲酸，脾欲甘，肾欲咸，此五味之所合五藏之气也。"

又《素问·阴阳应象大论》云："肝生筋，在窍为目；心生血，在窍为舌；脾生肉，在窍为口；肺生皮毛，在窍为鼻；肾生骨髓，在窍为耳。"

又《灵枢·本输》说："肺合大肠，大肠者，传道之府。心合小肠，小肠者，受盛之府。肝合胆，胆者，中精之府。脾合胃，胃者，五谷之府。肾合膀胱,膀胱者,津液之府也。少阳属肾,肾上连肺,故将两藏。三焦者,中渎之府也,水道出焉,属膀胱,是孤之府也。是六府之所与合者。"

这一以五脏为中心,把脏腑与脏腑之间,脏腑与形体各器官组织之间,都有机地联系在一起的整体观念,是十分可贵的。

2. 经络

经络系统,可分经络、经脉、俞穴三个组成部分。

经脉深在体内,出入于脏腑筋骨肌肉之间,遍布于全身上下,头面四肢。它的作用,正如《灵枢·本藏》所说:"经脉者,所以行血气而营阴阳,濡筋骨,利关节者也。"

计有正经脉十二:手太阴肺,手阳明大肠,足阳明胃,足太阴脾,手少阴心,手太阳小肠,足太阳膀胱,足少阴肾,手厥阴心包,手少阳三焦,足少阳胆,足厥阴肝。凡此十二经脉的循行起止,手足相交,互为衔接的规律,略如《灵枢·逆顺肥瘦》所谓:"手之三阴,从藏走手;手之三阳,从手走头;足之三阳,从头走足;足之三阴,从足走腹。"

另有别于正经脉的奇经脉凡八:曰督脉、曰任脉、曰冲脉、曰带脉、曰阴蹻脉、曰阳蹻脉、曰阴维脉、曰阳维脉。督脉行于背,统督诸阳;任脉行于腹,任养诸阴;冲脉行于腹侧,为十二经之海;带脉横绕腰腹,有总束诸经之用;二蹻、二维脉均起于足,蹻脉乃阴阳二气相交之通路,维脉略具维系全身阴阳表里的意义。惟奇经八脉之名不出自《黄帝内经》,而始于《难经·二十七难》。

络脉之小者,名曰孙络,不可以数计,大者十五,计手太阴列缺,手少阴通里,手厥阴内关,手太阳支正,手阳明偏历,手少阳外关,足太阳飞阳,足少阳光明,足阳明丰隆,足太阴公孙,足少阴大钟,足厥阴蠡沟,任脉尾翳,督脉长强,又有脾之大包。凡此十五络,详见于《灵枢·经脉》。

俞穴,为经气游行出入之所,有如运输,是以名之。《黄帝内经》言俞穴的,首见于《素问·气穴论》,再见于《素问·气府论》,两论

73

均言三百六十五穴,实际《素问·气穴论》为三百四十二,《素问·气府论》为三百八十六,《素问·气穴论》主要是从体表部位各穴的分布来计算的,《素问·气府论》则主要是从经脉循行来计算的,去古已远,相传多失,必欲考其详实,是比较困难的。

3. 精气神

精气神,古人称为人身三宝。精,包括精、血、津、液。气,指宗气、荣气、卫气。神,即神、魂、魄、意、志。《灵枢·本藏》说:"人之血气精神者,所以奉生而周于性命者也。"

从精与气言,它是人体最基本的物质,从气与神言,它又是人体生理最复杂的功能表现。从《黄帝内经》对精气神所作的解释,便可知其一般了。

精为有形之质,为生气之所依,故《灵枢·本神》说:"故生之来谓之精。"血为水谷之精微,脏腑筋骨肌肉均赖以养,故《灵枢·决气》说:"中焦受气取汁,变化而赤,是谓血。"津亦水谷所化,体清而广润,凡组织中均不可无,《灵枢·决气》说:"腠理发泄,汗出溱溱,是谓津。"液淖而厚重,凡骨节筋会,赖以利其屈伸。《灵枢·决气》说:"谷入气满,淖泽注于骨,骨属曲伸,泄泽,补益脑髓,皮肤润泽,是谓液。"以上皆为精之属。

卫气本于命门,达于三焦,以温肌肉筋骨皮肤,慓悍滑疾,而无所束。营气出于脾胃,以濡脏腑肌肉,充满并推移于血脉之中。宗气为营卫之所舍,出于肺,积于气海,动而以息往来。正如《灵枢·邪客》云:"五谷入于胃也,其糟粕、津液、宗气分为三隧。故宗气积于胸中,出于喉咙,以贯心脉,而行呼吸焉。营气者,泌其津液,注之于脉,化以为血,以荣四末,内注五藏六府,以应刻数焉。卫气者,出其悍气之慓疾,而先行于四末分肉皮肤之间而不休者也。"

肝魂、心神、脾意、肺魄、肾志,是为五脏之神,也就是五种不同的精神意识思维活动。故《灵枢·本神》说:"故生之来谓之精,两精相搏谓之神,随神往来者谓之魂,并精而出入者谓之魄,所以任物者谓之心,心有所忆谓之意,意之所存谓之志,因志而存变谓之思,因思而远慕谓之虑,因虑而处物谓之智。"

要之,气为精之御,精为神之宅,神为气与精之用,各出于五脏,而五脏之中又各有所主:气之主,主之于命门;精之主,主于肾;神之主,主于心。《黄帝内经》中"精气神"之大略如此。

(二)病机学说

疾病的发生和变化,都有其内在的机制,这就是病机。《素问·至真要大论》一则曰:"审察病机,无失气宜。"再则曰:"谨守病机,各司其属。"它的具体内容,包括以下三个方面。

1. 发病

体力的强弱和致病的因素,是一切疾病发生的两个主要方面,也就是正和邪的两个方面。体强而正气充者,虽有致病因素,可免于发病,相反,体弱正衰,而病邪乘之,便不可免于病。

《灵枢·百病始生》云:"风雨寒热,不得虚邪,不能独伤人。卒然逢疾风暴雨而不病者,盖无虚,故邪不能独伤人。此必因虚邪之风,与其身形,两虚相得,乃客其形。"

"虚邪",即疾风暴雨之类,为致病因素,但它毕竟不是发病的决定条件,起决定作用的,乃在身形正气的虚与不虚。故《素问·上古天真论》说:"精神内守,病安从来?"《评热病论》又说:"邪之所凑,其气必虚。"

2. 病因

《素问·调经论》说:"夫邪之生也,或生于阴,或生于阳。其生于阳者,得之风雨寒暑,其生于阴者,得之饮食居处,阴阳喜怒。"

这可说是"三因说"的滥觞。"风雨寒暑"即六淫的概括,"阴阳喜怒"即七情的概括,"饮食居处"即饮食劳倦之类。

3. 病变

疾病的变化是极其复杂的,但《黄帝内经》却能从阴阳、中外、寒热、虚实几个方面把复杂的病变概括起来,给后世对疾病的辨识提供了便利的条件。

阴阳:《素问·太阴阳明论》说:"阳受风气,阴受湿气。"指病邪

75

的性质。又说:"阳病者上行极而下,阴病者下行极而上。"指病变的趋势。又说:"阳受之则入六府,阴受之则入五藏。"指病变的部位。《素问·宣明五气》说:"邪入于阳则狂,邪入于阴则痹;搏阳则为癫疾,搏阴则为瘖;阳入之阴则静,阴出之阳则怒。"指病变的临床表现。

中外:即是表里。表示病变部位,亦标志着病变的趋势。如《素问·玉机真藏论》云:"其气来实而强,此谓太过,病在外;其气来不实而微,此谓不及,病在中。"是外感病多为有余,内伤病多为不足。而病之在内在外,亦是变化多端的,有的"从内之外",有的"从外之内",有的"从内之外而盛于外,"有的"从外之内而盛于内",有的则"中外不相及",凡此中外表里的变化,均见于《素问·至真要大论》中。

寒热:为最常见的两种不同性质的病变。其始也,常为阴阳偏胜的结果。正如《灵枢·刺节真邪》所说:"阳盛者则为热;阴盛者则为寒。"阴阳偏盛而为寒热,因其为虚为实,内在外在之不同,其寒热之变化,亦有内外之互异。故《素问·调经论》云:"阳虚则外寒,阴虚则内热,阳盛则外热,阴盛则内寒。"寒和热的变化,往往还是互为消长的。如《灵枢·论疾诊尺》云:"故阴主寒,阳主热。故寒甚则热,热甚则寒。故曰:寒生热,热生寒,此阴阳之变也。"盖物理之常,极则必反,伤于寒者,可病而为热,热之深者,其厥亦必甚也。

虚实:《素问·通评虚实论》说:"邪气盛则实,精气夺则虚。"虚为正气的亏损,邪指病变的存在。故疾病的变化,有正虚而邪实者,有邪实而正不虚者,有正虚而无实邪者,有正虚而有虚邪者。独无所谓正实者。因正气不虚,为人体之常,不得称之为实也。

(三)诊法学说

望、闻、问、切,是《黄帝内经》诊法的具体内容,也是后世言"四诊"之所本。四诊在运用时是互为映证的,仅用一诊或二诊,均不全面,便难于辨识疾病的全貌。《素问·阴阳应象大论》说:"善诊者,察色按脉,先别阴阳;审清浊,而知部分;视喘息,听音声,而知所苦;观权衡规矩,而知病所主;按尺寸,观浮沉滑涩,而知病所生;以治无

76

过,以诊则不失矣。"《灵枢·邪气藏府病形》说:"见其色,知其病,命曰明;按其脉,知其病,命曰神;问其病,知其处,命曰工……见而知之,按而得之,问而极之。"诊察疾病的方法,越是全面越好。如果仅能明于察色,或者是神于按脉,或者是工于问证,总不如把望、闻、问、切四个方面都掌握好,才能叫做"不失之诊"。

1. 望诊

望诊:包括观神色、察形态、辨舌苔等内容。

观神色:《灵枢·五色》说:"五色各见其部,察其浮沉,以知浅深;察其泽夭,以观成败;察其散抟,以知远近;视色上下,以知病处;积神于心,以知往今。故相气不微,不知是非,属意勿去,乃知新故。"在疾病过程中,颜面、两目、络脉几个部分神色的变化,最为显著。如《灵枢·五阅五使》说:"肺病者,喘息鼻张;肝病者,眦青;脾病者,唇黄;心病者,舌卷短,颧赤;肾病者,颧与颜黑。"这在临床都是很有现实意义的。

察形态:《素问·经脉别论》云:"诊病之道,观人勇怯、骨肉、皮肤,能知其情,以为诊法也。"勇则骨肉皮肤健壮,怯则骨肉皮肤脆弱,故有助于诊法。因从其形态的健壮与否,即可知其内在的气血盛衰。故《素问·刺志论》又云:"气实形实,气虚形虚,此其常也,反此者病。"邪实而形气实,正虚而形气虚,此为察形态之常。如果气实而形虚,其实常为邪气,形实而气虚,其实常为假象,凡此虚实之错综复杂现象,尤为诊察时之应注意者。

辨舌苔:《黄帝内经》的辨舌,虽不如后世完备,但其从舌苔的润燥、色泽、舌质、形态诸方面,已经累积了一些经验。如《素问·热论》说:"伤寒五日,口燥舌干而渴。"是为热极伤津。《素问·刺热论》说:"肺热病者,舌上黄。"是邪热入里之征。《灵枢·热病》说:"舌本烂,热不已者死。"乃热毒炽盛所致。《灵枢·经脉》云:"脉不荣则肌肉软,舌萎。"是舌的形态亦有所改变了。

2. 闻诊

闻诊,首先是闻声。正如《素问·阴阳应象大论》所谓:"听声音而知所苦"也。凡五脏病变,均有闻其声而知之者,如:《素问·刺热》云:"肝热病者,热争则狂言及惊。"《素问·调经论》云:"神有余则笑不休,神不足则悲。"《素问·阴阳应象大论》云:"脾在变动为哕。"《素问·逆调论》云:"起居如故,而息有音者,此肺之络脉逆也。"《素问·脉解》云:"内夺而厥,则为瘖俳,此肾虚也。"

其次是嗅气味,即《素问·金匮真言论》云"肝病其臭臊,心病其臭焦,脾病其臭香,肺病其臭腥,肾病其臭腐"之类。

3. 问诊

疾病的自觉症,惟患者自己知之甚的。《黄帝内经》很重视对患者的询问,《素问·移精变气论》既曰:"闭户塞牖,系之病者,数问其情,以从其意。"《素问·八正神明论》又说:"问其所病,索之于经,慧然在前。"究竟怎样问呢?《素问·三部九候论》说:"必审问其所始病,与今之所方病。"把既往病和现在症,都必须审问清楚,才有助于对疾病的辨识,特别是《素问·疏五过论》、《素问·征四失论》言问诊特详,值得参考。

4. 切诊

切诊分切脉、切肤两部分,《黄帝内经》言切脉最详,难以备述,其中最主要的有以下几种方法。

三部九候诊法:即分诊头、手、足三部,每部各分天、地、人三候,是为全身切脉法,义详《素问·三部九候论》中。

人寸诊脉法:即兼诊人迎、寸口两处之脉,义详《灵枢·终始》、《灵枢·四时气》、《灵枢·禁服》、《灵枢·五色》诸篇。

调息法:《素问·平人气象论》云:"常以不病调病人,医不病,故为病人平息以调之为法。"调息的准则略如:"人一呼脉再动,一吸脉亦再动,呼吸定息脉五动,闰以太息,命曰平人。平人者,不病也。""人一呼脉一动,一吸脉一动,曰少气。人一呼脉三动,一吸脉三动而躁,尺热曰病温,尺不热脉滑曰病风,脉涩曰痹。人一呼脉四动以上曰死,脉绝不至曰死,乍疏乍数曰死。"这个调息法,一直为中医所运用。

诊胃气脉：脉变多端，总以兼有胃气为吉，不见胃气为凶，因胃气为后天水谷之本也。《素问·玉机真藏论》云："五藏者皆禀气于胃，胃者五藏之本也，藏气者，不能自致于手太阴，必因于胃气，乃至于手太阴也，故五藏各以其时，自为而至于手太阴也。"脉中有无胃气，究竟如何分辨呢？《素问·平人气象论》云："春胃微弦曰平，弦多胃少曰肝病，但弦无胃曰死。""夏胃微钩曰平，钩多胃少曰心病，但钩无胃曰死。""长夏胃微耎弱曰平，弱多胃少曰脾病，但代无胃曰死。""秋胃微毛曰平，毛多胃少曰肺病，但毛无胃曰死。""冬胃微石曰平，石多胃少曰肾病，但石无胃曰死。"凡属有胃气的脉，或多或少，均见其有一种从容和缓的气象。反之，徒见其躁急无神，皆属无胃气，前者多吉，后者多凶，这是屡试不爽的。

六纲脉：《黄帝内经》于脉象的分辨，最为详悉，最少它提出了浮、沉、迟、数、虚、实、滑、涩、长、短、弦、紧、细、微、濡、软、弱、散、缓、牢、动、洪、伏、芤、革、促、结、代、大、小、急、坚、盛、躁、疾、搏、弦、钩、毛、石、营、喘等数十种，不胜枚举。但它却用常见的几种脉象概括之以为纲，便不见其繁了。如《灵枢·邪气藏府病形》云："五藏之所生，变化之病形何如？""曰：调其脉之缓、急、小、大、滑、涩，而病变定矣。""诸急者多寒；缓者多热；大者多气少血；小者血气皆少；滑者阳气盛，微有热；涩者多血少气，微有寒。"所概括的六脉，未必恰当，但由繁趋简，是很有这必要的。

其次是切肤。即切按上肢从尺泽至寸口一段肌肤，所以又叫"调尺"。《灵枢·论疾诊尺》云："余欲无视色持脉，独调其尺，以言其病，从外知内，为之奈何？岐伯曰：审其尺之缓急、小大、滑涩，肉之坚脆，而病形定矣。"不过，当时切按尺肤的方法，还是配合切脉来进行的。故《灵枢·邪气藏府病形》云："脉急者，尺之皮肤亦急；脉缓者，尺之皮肤亦缓；脉小者，尺之皮肤亦减而少气；脉大者，尺之皮肤亦贲而起；脉滑者，尺之皮肤亦滑；脉涩者，尺之皮肤亦涩。凡此变者，有微有甚。"当然，亦有单独进行切按的，故它又说："善调尺者，不待于寸。"

（四）治则学说

治疗法则，是通过诊察与辨证来确定的。《素问·移精变气论》说："治之要极，无失色脉，用之不惑，治之大则。"究竟什么是治疗的法则呢？约而言之，不外以下七个方面。

1. 杜渐防微

包括防患未然、防病传变两方面。防患未然，即相当于预防为主的思想。《素问·上古天真论》说："饮食有节，起居有常，不妄作劳，故能形与神俱，而尽终其天年，度百岁乃去。"从饮食起居方面多加注意，确能增强体质，抗御种种疾病。防病传变，则为具体施治时的一种预见性措施。如《素问·阴阳应象大论》云："邪风之至也，疾如风雨，故善治者治皮毛，其次治肌肤，其次治筋脉，其次治六府，其次治五藏。治五藏者，半死半生也。"说明治必及时，才能防止病变的恶化和扩散。于显明的病变，应当如是，其不显明者，尤应及时作精细的观察，而不能稍有松懈。

2. 三因制宜

因时、因地、因人的不同而施治即"三因制宜"。《素问·六元正纪大论》云："司气以热，用热无犯；司气以寒，用寒无犯；司气以凉，用凉无犯；司气以温，用温无犯。"四季寒热温凉的变化不同，对于疾病的影响亦各殊，故治疗疾病，必须结合当时的季节变化如何，庶免以热犯热、以寒犯寒之失。不过这不是绝对的，所以《素问》又说："其犯者何如？岐伯曰：天气反时，则可依时，及胜其主则可犯，以平为期，而不可过，是谓邪气反胜者。"这是因时施治的一例。

以地而言，东南西北，高下悬殊，寒热温凉，气候迥别。如《素问·六元正纪大论》所谓："至高之地，冬气常在；至下之地，春气常在。"人居处于不同的地带，由于生活习惯种种的不同，影响其体质和病变，往往各具有特殊性，不能一概而论。《素问·异法方宜论》言之最详可参。

以人而言，主要是体质互异，性情各别，其反映于同一疾病，亦必不完全一致，医而治疗措施，不能一律。如《灵枢·论勇》云："夫忍痛与不忍痛者,皮肤之薄厚,肌肉之坚脆缓急之分也,非勇怯之谓也。"痛犹病也,忍痛与否,犹言耐病与否? 这即是关系于体质的强弱问题。在治疗过程,必须分别对待。正如《素问·五常政大论》所谓:"能毒者以厚药;不胜毒者以薄药。"

生活环境,性情变异,对于治疗的影响亦很大,不能不考虑到。《素问·征四失论》云:"不适贫富贵贱之居,坐之薄厚,形之寒温,不适饮食之宜,不别人之勇怯,不知比类,足以自乱,不足以自明,此治之三失也。"只知治病,而不知治病人,这种治疗方法,肯定效果不会好的。

3. 标本先后

标本,即主次的意思。六气与六经相对而言,六气为本,六经为标;脏腑与经络相对而言,脏腑为本,经络为标;病因与病症相对而言,病因为本,病症为标;先病与后病相对而言,先病为本,后病为标。凡此种种,在治疗时都应认真考虑。《黄帝内经》对此,颇为重视,故《素问·至真要大论》云:"夫标本之道,要而博,小而大,可以言一而知百病之害,言标与本,易而勿损,察本与标,气可令调。"既知病变有主次,又抓住了病变的主次,施治之时,或治其主要的,或治其次要的,完全决定于病变的客观需要了。标本固然是相对的,但原则上总以治本为主要。所以《素问·阴阳应象大论》说:"治病必求于本。""本"既是主要的,解决了主要问题,次要的问题便可随之而解决,或者说亦易于解决。

要之,治本治标之道,《素问·标本病传论》说得最透,值得做进一步的探讨。

4. 逆正从反

逆治正治与从治反治,是两种绝对不同的治疗方法。逆治,是正治法。寒者热之,热者寒之,实者泻之,虚者补之,逆其病症之性而治之,所以是正治,正对其证而沿之也。从治,是反治法,寒因寒用,热因热用,塞因塞用,通因通用,药性与症状相从,是谓反治,反治与正治法相反之意。所以《素问·至真要大论》说:"微者逆之,

81

甚者从之。逆者正治,从者反治,从少从多,观其事也。"

5. 辨证立法

辨识证候,是临证立法施治的先决问题。《灵枢·师传》说:"夫治民与自治,治彼与治此,治小与治大,治国与治家,未有逆而能治之也,夫惟顺而已矣。"顺,就是客观和主观一致,据此而立的治法,才能较确切地发挥作用。《素问·阴阳应象大论》说:"故因其轻而扬之,因其重而减之,因其衰而彰之。形不足者,温之以气;精不足者,补之以味。其高者,因而越之;其下者,引而竭之;中满者,泻之于内;其有邪者,渍形以为汗;其在皮者,汗而发之;其慓悍者,按而收之;其实者,散而泻之。"所谓轻、重、衰、不足等因,即病证之所在,针对病症而施以扬之、减之、彰之等不同治法,是即所谓"顺"也。

总之,阴阳、表里、寒热、虚实,是辨证的大纲,诸种治法,均须依纲而立。《素问·阴阳应象大论》谓"阳病治阴,阴病治阳",此阴阳之治也。又谓"其在皮者,汗而发之","中满者,泻之于内",此表里之治也。《素问·至真要大论》谓"寒因热用,热因寒用",此寒热之治也。又云"盛者泻之,虚者补之",此虚实之治也。

6. 遣药制方

《黄帝内经》中的方药固不多,而遣药制方之大法,却源于《素问·至真要大论》"五味阴阳之用何如?岐伯曰:辛甘发散为阳,酸苦涌泄为阴,咸味涌泄为阴,淡味渗泄为阳。六者或收、或散、或缓、或急、或燥、或润、或耎、或坚,以所利而行之,调其气,使其平也。"这是遣药的大法。又说:"方制君臣何谓也?岐伯曰:主病之谓君,佐君之谓臣,应臣之谓使。""有毒无毒,何先何后?愿闻其道。岐伯曰:有毒无毒,所治为主,适大小为制也。""君一臣二,制之小也;君一臣三佐五,制之中也;君一臣三佐九,制之大也。"君臣佐使诸制,一直为后世制方之所取法。

7. 针刺大法

《黄帝内经》针刺法的讲求,远甚于方药,其中最重要的为"补泻"手法。如《素问·离合真邪论》所云,为"呼吸补泻法";《素问·八正神明论》及《灵枢·官能》所言,为"方圆补泻"法;又《灵枢·终始》所云,为"深浅补泻"法;《素问·针解》为"徐疾补泻"法;《灵枢·九针十二原》为"轻重补泻"法。各种手法,于临床都有现实意义,如能练习而精熟之,临证运用,则卓有余裕矣。

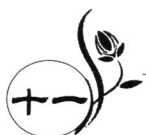

十一 如何学习《黄帝内经》

《黄帝内经》是祖国医学现存文献中一部重要的书籍。几千年来,祖国医学无论理论研究和临床治疗方面,虽然不断地在丰富,惟其中许多带有根本性质的医学观点,基本上都是渊源于《黄帝内经》的。因此学习《黄帝内经》,是学习祖国医学过程中最不可缺少的一个重要步骤。但是究竟应该怎样学习才较好呢? 我没有很成熟的经验,只提出以下几个问题来谈谈,供大家参考。

(一)内容提要

《黄帝内经》,包括《素问》、《灵枢》两个部分。《素问》二十四卷,自"上古天真论"起,至"解精微论"止,凡八十一篇。其中第七十二篇"刺法论"、七十三篇"本病论"原缺,至宋才发现这两篇遗文补足,但多数人认为不甚可靠,故坊刻本仍缺。《灵枢》十二卷,自《九针十二原》起,至《痈疽篇》止,仍为八十一篇。两部分共一百六十二篇。

《黄帝内经》所叙述的内容,约而言之,不外十五个方面:曰阴阳五行、曰五运六气、曰人与自然、曰藏象、曰经络、曰预防、曰病因、曰疾病、曰诊法、曰辨证、曰论治、曰针灸、曰药食、曰方剂、曰护理。其中尤以阴阳五行、人与自然、藏象、经络,病因、辨证、论治、针灸、药食等九个方面最关紧要。所以如滑寿、李中梓、汪昂、薛雪等对《黄帝内经》的分类,都未能越此范围。

"阴阳五行"是《黄帝内经》的理论基础,它一方面贯彻了朴素的唯物观点,一方面也体现了自发的辩证法思想。它明确地指出世界上的一切事物的根源是原始物质的"气",事物并不是一成不变的,而是在阴阳二气对抗的矛盾斗争中发展变化的。所以《素问·阴阳应象大论》说:"阴阳者,天地之道也,万物之纲纪,变化之父母,生杀之本始,神明之府也。"因而《黄帝内经》里所有十五个方面的内容,无不贯通了这一"阴阳五行"学说。

《黄帝内经》里还有一个较突出的理念,认为人生活在自然界中,必然受着自然界运动变化的影响,因而无论言生理、病理、治疗、摄生种种问题,都不能离开人与自然是一整体的观念。尤其在摄生、防病方面,这一理念更起着主导作用。

"藏象"、"经络",是《黄帝内经》对生活着的人体进行观察来研究内脏活动规律的特殊学说。它虽与现代解剖生理学有近似之处,却不能完全用现代的解剖生理知识来说明,因为它更强调的是在整体观念下,抽象地阐述五脏六腑、经脉气血等不同功能相互间的"生制"关系,而为临床辨证施治最不可缺少的理论。

"病因"学说,主要包括六淫、七情、饮食劳伤三个部分,它是了解病变本质及发病规律的主要知识。

在"辨证"、"论治"部分,其辨证则以阴阳、表里、寒热、虚实为纲。如《灵枢·刺节真邪》说"阳胜者则为热,阴胜者则为寒",《素问·调经论》说"阳虚则外寒,阴虚则内热,阳盛则外热,阴盛则内寒"等,虽寥寥数语,已深刻地表达出八纲辨证的奥义。自张仲景著《伤寒论》据此以发挥其大义后,一直到现在都是中医临床辨证的唯一依据。施治诸理,突出地揭示于《素问》的《阴阳应象大论》、《至真要大论》、《五常政大论》、《六元正纪大论》诸篇。凡有关施治的气味性能、辨证立法、配伍方药、制约适宜、饮食宜忌诸端,无不阐发尽致,而为临证运用的准绳。

关于"针灸",《黄帝内经》中的内容特别丰富,尤其是《灵枢》还有"针经"之称,可以想见。单以刺法言,便有刺营、刺卫、输刺、分刺、推引、解结等三十九种之多。讨论诸病刺法,竟达六十二种,其论刺热性病五十九穴,水气病五十七穴,理论和经验均称卓绝,其中实有丰富的宝藏可以发掘。

《黄帝内经》里记载的药物虽不多,而于辨识药物性味的阴阳、喜恶、宜忌诸问题,则隐括无遗,故诸家论本草的,无不以此为渊薮。

于此不难看出,《黄帝内经》的价值不仅在于它总结了先秦以前的医疗经验,而在于它善于运用古代唯物主义哲学原理,并以自发的辩证法观点给祖国医学奠定了朴实有效的理论基础,从来就被人们尊之为"经",是很有道理的。

(二)阅读方法

《黄帝内经》的内容已如上述,而其整个内容之中又都是贯穿着古代朴素的唯物辩证法哲学思想——阴阳五行学说,因而《黄帝内经》就是基于阴阳五行学说来阐明人体生理现象、心理现象、病理现象的。它认为人体的生命变化是按照阴阳的对立,五行生制的原则进行的。而自然的变化与生命的变化,都是息息相关的,因而《黄帝内经》的整体观念非常强。它认为人体脏腑的内在联系,以及和外界的联系,都是有机的统一整体。这是阅读《黄帝内经》最基本的,也是最关键的问题。

《黄帝内经》是秦汉以前的文字,应具有辨音读、明训诂的知识,才能对《黄帝内经》的文字作出较正确的理解。因经中文字,同此一字,平仄不同,意义悬殊;同此一句,句读离合,词义迥别。如《素问·阴阳别论》云:"三阳三阴发病,为偏枯痿易。""易"应读为"施","施"即"弛"字。《毛诗·何人斯篇》:"我心易也。"释文云:"易,韩诗作施。"《尔雅释诂》:"弛,易也。"释文:"弛"本作"施",是易、施、弛三字,古通用。王冰注为"变易",便失经义。又如《素问·痹论》云:"逢寒则虫。"虫,即"痋"字,音义均与"疼"字同。王冰注云:"虫,谓皮中如虫行。"都由不辨音读,而望文生义耳。所谓训诂,即是正确地以今语解释古语,如《素问·诊要经终论》云:"十一月,十二月,冰复,地气合。"复,与"腹"字通,作"厚"字解。《礼记·月令篇季冬》云:"冰方盛,水泽腹坚。"郑注:"腹,厚也。"《素问·诊要经终论》又云:"中心者,环死。""环"与"还"通,还死,犹言顷刻即死。王注:"气行如环之一周则死。"不通之至。凡此之类,不胜枚举,以此说明不辨音读,不明训诂,要想正确地理解《黄帝内经》文字,是有不少困难的。

《黄帝内经》虽是谈理论的书,但绝非空洞浮泛的理论,而多半都是有指导临床实践的现实意义的。因而理解《黄帝内经》文字,一应以符合临床实践为准则。如《素问·玉机真藏论》云:"疝瘕,少腹冤热而痛,出白。"出白,犹言出汗,因剧烈的疼痛而致大汗也。白、魄古通用,这里的"出白",和《素问·生气通天论》的"魄汗",意同一义。故《淮南子》亦有"白汗交流"的话。疝证痛而汗出,这是临床习见的事,而旧注谓"便出色白淫浊之类",便非习见的事实了。又如《素问·生气通天论》云:"高梁之变,足生大丁。"王注谓:"丁生于足者,四支为诸阳之本也。"这也不是临床事实,这个"足"字,只是义同"乃"字的虚词而已。所以说,我们要吸收《黄帝内经》的理论,统以能够指导临床为标准。否则,不能强作解人,而侈谈臆说。

《黄帝内经》共一百六十二篇,每篇各有其命题的中心思想,而一篇又由若干段、若干节来组成。每一段、每一节,无不有其重点的旨意,均须一一参透,得其旨意所在,才算是有了心得。如《素问》第一篇《上古天真论》,主要在阐发如何保养真精,来延长人类寿命的问题。全篇由四大段组成:第一段说明人类生命的修短,完全决定于自己如何讲求卫生之道,绝非幸邀可致的;第二段指出卫生之道,是可以通过教育,使人人都能掌握;第三段言先天禀赋不完全可恃,最可恃的还是在注意讲求卫生之道;第四段指出不同程度的讲求卫生之道,都可以获得不同程度的较高的寿命。其他各篇,均应如此会悟贯通,才能逐次地窥其全貌。

既领悟其各篇的全貌后,还要更深入地、系统地、分类地撷取其资料,使我们能够充分地掌握它。如前所述,《黄帝内经》的主要内容,不外乎阴阳五行、五运六气等十五大类,便将各篇里有关各类的内容,分别摘录成为资料卡,各以类从,分别归档,而每一大类中,又要分做若干分目、子目,使其既细致又系统。如阴阳五行是一大类了,凡《黄帝内经》中有关阴阳五行的文字,都应归于这一类,类分做阴阳、五行两个分目,每一分目里又据其不同内容建立若干子目,这样便能把《黄帝内经》的全部内容具体掌握了。掌握了以后,无论于治疗、于科研,都有绝大裨益,这实为学习和研究《黄帝内经》最不可少的工作。如杨上善、李杲、罗天益、滑寿、张介宾等,都下过这样的工夫,只是他们都限于历史条件,不可能充分运用科学方法来分析归纳就是了。

(三)选本

"工欲善其事,必先利其器。"读书能得善本,对于做学问是很有帮助的。什么叫做善本呢?张之洞曾说:"善本非纸白、版新之谓,谓其为前辈通人用古刻数本,精校细勘付椠,不殊不阙之本也。故善本之义有三:一足本,无阙卷,未删削;二精本,精校精注;三旧本,旧刻旧钞。"(见《輶轩语》)因此,我们谓之善本,主要是指经过通人的精校细勘本而言。从版本的历史价值来讲,无论《素问》、《灵枢》,现在都还可以得到较古老的刻本。如《素问》有宋嘉祐刊本,绍定重刊本,金、元、明各种刊本。《灵枢》亦还可以看到元代至元庚辰刊本,明成化、嘉靖等刊本。但据我看来,都不十分高明,残缺的地方还是不少。人民卫生出版社1956年出版的《素问》,是根据明嘉靖二十九年庚戌武陵顾从德翻宋刊本影印的,《灵枢》是据明赵府居敬堂刊本影印的。商务印书馆1954年出版的《素问》,是据四部丛刊影印顾本复加校刊而排印的,《灵枢》亦是据赵本排的。两者比较,后者排印本的校勘工作,略优于前者影印本。因而顾刻本《素问》,赵刻本《灵枢》,较为一般所熟悉。若以善本的标准衡量,顾、赵两刊本仍嫌其不足,我介绍几个善本的刻本如下。

摹刻宋本《素问》,光绪甲申京口文华堂刊本。这是丹徒赵云生据蒋宝素医家所藏宋椠本而摹刻的,不仅字体端整,粗看一过,确较顾本为优。如卷十一《举痛论》:"脉寒则缩蜷,缩蜷则脉绌急,绌急则外引小络。"顾本缺末句"绌急"二字,而摹刻本则补足完好。《六元正纪大论》"天气反时,则可依时"句,顾本误"依则",而摹刻本不误。《标本病传论》:"先病而后生中满者"句,顾本误"后先",而摹刻本不误。虽然摹刻本与顾本同样存在错误之处,但确要少得多。(按:浙江有此复刊本,较劣。)

黄校《内经针刺》,光绪甲申黄以周校刊本,即《灵枢》。书末附《素问遗编》。字划最为端正,全书"胍"不作"脉","痹"不作"痺","决"不作"决","飧"不作"飱",医籍中校刻如此其精者,实少见。

钱校《黄帝素问二十四卷附校记》,守山阁单刻本咸丰二年刊;钱校《灵枢经二十四卷附校记》,守山阁单刻本咸丰二年刊。两书均为金山钱熙祚校刻,钱校多据《难经》、《甲乙经》以及两书相互校勘,《灵枢》的残缺甚于《素问》,而钱氏于《灵枢》的校勘,独多,尤为难得。两书的校勘记,当顾尚之作,于王冰注及《新校正》语,都有所补苴纠正。无论其为或引旧说,或出己见,均极精当。因此这两部校刻本,对于治《黄帝内经》的帮助很大。原刻本已不易得,惟中医学会戊辰影印本还有流通的,在古旧书店里时或可购。

《内经评文》,光绪戊戌皖南建德周氏刊本。全书仍照《素问》、《灵枢》原本分卷,为周学海澄之氏所评。这个刻本的优点有二:首先是把每篇文字,按其内容分做若干段节,读起来易于理解,这工作姚止庵也做过,但有删削,不如周氏的完整;其次是校刊较好,基本上错误很少,断句亦较正确。过去商务印书馆排印本的断句坏,不可从。至于他用乡学究评点文章的方法,架空臆说,那是没有多大用处的。我们选用这个刻本的优点,不取其缺点,对我们读《黄帝内经》仍有帮助。惟这刻本单独发行较少(我曾得一部,印制极精),一般都在《周氏医学丛书》里,而《周氏医学丛书》既有原刊本,亦有影印本,时而可以买到。

以上这四种刊本,都是《黄帝内经》较好的读本。从这几部刻本入门阅读,必然会获得与阅读一般坊刻本不同的另一境界。

(四)选注

《黄帝内经》的注本并不太多,除去名存实亡的外,兹将能见到的书开列于下,以供大家的选读。

1.《素问》、《灵枢》全注本

《素问》、《灵枢》全注本计有:隋杨上善的《黄帝内经太素》;明马莳的《素问注证发微》、《灵枢注证发微》;明张介宾的《类经》;清张志聪的《素问集注》、《灵枢集注节解》;清姚止庵的《素问经注节解》、《灵枢经注节解》;清黄元御的《素问悬解》、《灵枢悬解》等六种。

2.《素问》单注本

《素问》单注本计有:唐王冰的《素问释文》;明吴昆的《吴注素问》;清高世栻的《素问直解》;清张琦的《素问释义》等四种。

3.《黄帝内经》节注本

《黄帝内经》节注本计有:元朱震亨的《素问纠略》;元滑寿的《素问钞》;明汪机的《续素问钞》;明丁瓒的《素问钞补正》;明胡文焕的《素问心得》;明李中梓的《内经知要》;明徐春圃的《内经要旨》和《内经正脉》;明王九达的《内经合类》;清章合节的《素问缺疑》;清汪昂的《素灵汇纂约注》;清薛雪的《医经原旨》;清徐大椿的《内经要略》和《内经诠释》;清陈念祖的《灵素提要浅注》等十五种。

4. 其他节本

它如《灵枢略》(不著姓氏)、沈尧封的《医经读》、余正燮的《持素脉篇》,都节文而无注。

5. 专题注本

刘完素的《素问玄机原病式》,刘温舒的《素问运气论奥》,罗美的《内经博议》,黄元御的《素灵微蕴》,程扶生的《医经理解》,方本恭的《内经述》等,都是据经而各自发挥议论者。

6. 校勘本

胡澍的《内经校义》,俞樾的《读书录》、《内经》部,孙诒让的《札迻·素问》,廖平的《内经平脉考》、《诊络篇补正》、《营卫运行考》、《三部九候篇补正》、《人寸诊补正》、《诊骨篇补正》、《诊筋篇补正》,陆九芝的《内经难字音义》等,都属于训诂、校雠、考据一类的书,对于阅读《黄帝内经》都有帮助。读者根据自己的条件进行阅读就行了。

（五）精读

至于上述的二十五种注本,究读哪几家注本较好,各家各有其优缺点,都能阅读一遍最好了。如不可能,可以尽先选择几家来精读,这是非常必要的。

如杨上善的《太素注》,最该精读。因杨注实为诸家注之所本,对杨注有较深的体会后,便有了权衡诸家注的基础。如杨注《素问·刺禁论》"藏有要害,不可不察。肝生于左,肺藏于右,心部于表,肾治于里,脾为之使,胃为之市,膈肓之上,中有父母,七节之傍,中有小心"一段云:"五藏之气所在,须知针之为害至要,故欲察而识之。"只此"五藏之气所在"一句,便把全段的主要内容和中心思想,都揭示无遗了。而后世的王冰注、马莳注、吴昆注、景岳注、志聪注等,都没有揭示出这个精神,惟高世栻据《太素》略有体会,而曰:"五藏之气,从内达外,由经隧而出于孙络皮肤,有紧要为害之处,不可不察"云云。的确,这段文字如不从脏气方面来体会,是要发生种种误解的。

除精读《太素注》而外,他如王冰注于五运六气的发挥,马莳注于针灸经穴的详解,吴昆注于篇章大义的阐述,景岳注于五行生化的究诘,志聪注于就经解经的深切,高世栻注于字句文义的参订,无不各有专长,能各取其所长而融会贯通之,进而参阅诸节注本,便可是非判然,明辨诸掌矣。